국내 최초 점핑 피트니스 가이드북

점핑은
머신이다

입문 편

KB193022

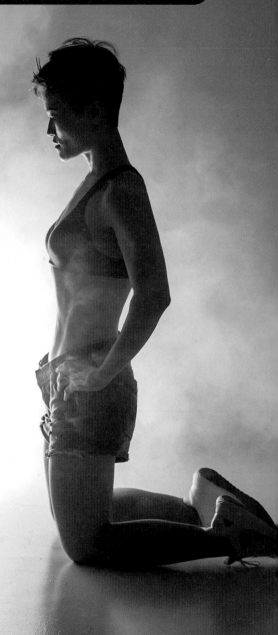

국내 최초 점핑 피트니스 가이드북

점핑은 머신이다

입문 편

김혜선, 권오헌 지음

두드림미디어

대충 뛰다
걸리면
죽는다

점핑(Jumping)은 에너지와 활력, 성장과 도약, 새로운 시작을 알리는 상징성 있는 단어입니다. 트램펄린 위에서 하는 점핑운동은 단순한 신체 활동을 넘어 정신적, 정서적 안정 그리고 궁극적으로 삶의 질을 향상하는 데 기여할 수 있다고 확신합니다. 운동선수와 트레이너는 물론, 자신의 한계를 뛰어넘고자 하는 모든 사람에게 이 책을 강력히 추천합니다.

이 책은 한국은 물론 독일에서 소개하는 최초의 점핑운동을 집대성한 것으로 독일의 저명한 스포츠 전문가가 함께 쓴 점에서 그 가치를 더합니다. 점핑운동에 관한 최초의 저서이자 새로운 트렌드를 이끌어갈 혁신적인 가이드라고 할 수 있습니다. 특히 친근하고 건강한 이미지의 김혜선 씨가 참여해 재미와 효과를 동시에 확인할 수 있습니다. 최신 스포츠 과학과 실제 현장에서의 경험을 바탕으로 한 명확한 설명, 실질적인 팁은 초보자부터 전문가까지 모두에게 긍정적인 자극과 영감을 줄 것입니다. 점핑 트레이닝의 트렌드를 앞서 경험하고 싶으시다면, 이 책은 여러분에게 최고의 동반자가 될 것입니다.

독일쾰른체육대학교 철학박사
현 한국스포츠과학원 책임연구위원

김미숙

인구구조 변화에 따른 저출산, 고령화시대입니다. 전 세계적으로 건강에 관한 관심이 높아지고, 의료비 절감을 위한 예방의학 등 건강 유지를 위한 참여 중심의 신체활동이 주요 이슈로 주목받고 있습니다.

점핑은 다양한 효과가 있는 운동으로 특히 근력, 유연성, 균형감각을 길러주며, 유산소운동 효과를 통한 체중조절 등 다양한 효과가 있습니다. 남녀노소 누구나 장소의 구애를 받지 않고 손쉽게 접할 수 있는 운동으로 건강증진에 탁월합니다. 특히, 유아나 어린이에게는 균형감각과 협응력을 향상해 성장에 도움을 주며, 노인 등 어르신들에게는 관절에 무리 없이 신체활동을 통해 건강증진을 도모할 수 있습니다.

이 책은 점핑운동에 대한 과학적인 접근을 통해 건강증진을 위한 효과적인 운동 수행방법을 쉽게 알려주고 있습니다. 또한, 흥미로운 요소를 통해 누구나 쉽게 점핑운동을 배울 수 있도록 쓴 책입니다.

점핑운동을 배우고 싶거나, 관심이 있는 사람들뿐만 아니라, 운동이나 트레이닝에 관심이 있는 학생이나 연구자 등이 점핑의 효과나 효율적인 운동방법을 배우기 위해서 꼭 한 번쯤 읽어봐야 할 책입니다. 점핑운동에 대한 새로운 세계를 경험하는 기회가 될 것입니다!

전 한국스포츠과학원 선임연구위원
현 국립부경대학교 스마트헬스케어학부 교수

김대희

무대 위에 섰던 그녀가 트램펄린 위에 섰습니다. 글로 배우는 점핑운동이라니! 이것이 '가능할까?' 생각했지만 그녀는 늘 도전하고 나아가며 결국 해냅니다.

점핑에 인생을 건 이의 열정이 가득 녹아 있고, 사랑이 녹아 있기에 믿고 읽을 수 있는 책이라고 감히 말할 수 있습니다.

그녀의 말이 들립니다.
"대충 읽다 걸리면 죽는다!"
(책 속 그녀의 근육을 보고 놀람 주의)

KBS 개그우먼, 유튜브 채널 〈쉬케치〉 운영

박소라

점핑운동을 단순한 유산소운동이라고 생각했던 나의 고정관념이 이 책으로 완전히 깨졌습니다. 이 책은 점핑 피트니스에 대한 단순한 안내서가 아니라, 몸과 마음을 변화시키는 혁신적인 운동법을 제시합니다.

김혜선 저자의 열정과 헌신이 느껴지는 이 책은 점핑운동을 단순한 트렌드가 아닌 하나의 혁신적인 운동 문화로 정착시키는 데 큰 역할을 할 것입니다. 특히, 김혜선 저자가 한국에서 점핑 피트니스를 개척하고, 회원들의 몸과 마음을 변화시키는 과정은 독자들에게 강한 동기부여를 해줍니다.

운동을 재미있게 하며, 몸과 마음을 변화시키고 싶다면 꼭 읽어봐야 할 책입니다.

국제트레이너 & 스포츠영양코치
베스트셀러 핏블리 시리즈의 저자

핏블리(문석기)

2009년 지하 코미디 소극장. 사자머리를 한 그녀와의 첫 만남은 강렬했습니다. 작은 체구에서 뿜어져 나오던 에너지는 아직도 생생합니다.

그녀는 안 되는 것도 무조건 되게 하는, 포기를 모르는 독한 여자였습니다. 도전은 때로는 무모했고, 몸을 사리지 않아 몸과 마음이 다치기도 했습니다. 넘어지는 날에는 이 또한 경험이라 생각하며 툭툭 털고 일어나 뛰었습니다.

오늘도 그녀는 그녀답게 '국내 최초 점핑피트니스 가이드북'이라는 새로운 도전을 합니다. 나의 극장 언니이자 개그우먼 동료이자 점핑 스승님이자 앞으로 더더욱 뻗어 나갈 점핑머신 대표님, 김혜선! 그녀에게 존경의 박수를 보내며 응원하는 마음을 가득 담아 이 글을 씁니다.

세상에는 정말 많은 운동이 있습니다. 그리고 다양하고 새로운 운동들이 생겨나고 있습니다. 저는 평소 운동을 좋아하는 사람으로서 많은 운동을 접해왔지만, 2017년 그녀가 추천해준 점핑 피트니스는 제 삶을 바꿔준 인생의 운동이 되었습니다. 점핑머신을 통해서 건강을 되찾았고, 나를 사랑하게 되었으며, 운동이 주는 즐거움과 행복이 무엇인지 알게 되었습니다.

아직 운동이 재미없으신 분들, 운동하러 가기 싫으신 분들! 여러 가지 운동을 경험해보시고 내 인생 운동이 무엇인지 찾아보세요. 제가 점핑머신을 만난 것처럼, 여러분들도 이 책을 통해서 운동의 즐거움을 아시고 운동하러 가는 길이 행복하셨으면 좋겠습니다.

전 국민이 꽃길만 뛰는 그 날까지, 점핑머신 파이팅!

개그우먼 & 점핑 트로트 가수
점핑머신 1호 강사

김명선

김혜선의 점핑운동 이야기

"돼지는 점핑을 하지 말라는 거예요?"

나는 이 말을 마지막으로, 점핑센터를 박차고 나왔다. 그 말을 내뱉기 며칠 전, 나는 센터 회원님들과 점핑 파티에서 공연을 했다. 그런데 수업 후, 센터장이 나에게 다가오더니 다짜고짜 "(덩치가 있는) 회원님이 점핑 파티 때 입었던 민소매 티셔츠는 조금 보기 불편했어요"라고 말했다.

"뭐라고? 그런 사람들 건강하게 살 빼주는 게 당신 일 아니야? 당신 센터장 맞아?"

나는 너무 화가 났다. 이 모든 대화를 민소매 티셔츠를 입었던 그 회원님이 듣고 우셨다. 당사자가 같은 공간에 있는데도 아랑곳하지 않고 그렇게 이야기하는 것을 나는 당최 이해할 수가 없었다. 그런 사람의 밑에서 더 이상은 타임 강사로 일할 수가 없어서 그만뒀다.

개그우먼으로 활동하면서도 나는 저 센터장의 타임 강사로 일했었다. 그때까지만 해도 나는 내가 점핑을 계속하거나, 점핑으로 뭘할 생각이 추호도 없었다. 점핑을 그만둔다고 해도 나는 전혀 아쉬

울 것이 없었다.

하지만 어쩌다 보니 첫 점핑센터는 저 센터장의 가맹점으로 열게 되었다. 이유는 내가 그만둔다는 것을 어찌 알았는지, 다른 가맹점 선생님들이 단체로 찾아와 "김혜선 선생님이 방송에서 우리 점핑을 열심히 홍보해준 덕분에 우리 센터도 더 잘되고, 드디어 빚도 갚고, 숨을 쉴 수가 있습니다. 제발 우리 브랜드를 떠나지 말아주세요"라고 해서였다. 그 간절한 눈빛들이 지금도 하나하나 기억난다. 많은 상품에 여러 개의 브랜드가 있듯이, 점핑에도 브랜드가 많다. 나는 그 의리 하나 지키겠다고, 냄새나고 어두컴컴한 지하에 첫 점핑센터를 오픈했다.

생각만 해도 끔찍한 저 센터장의 가맹점으로 오픈하는 것은 죽기보다 싫었지만, 상처받은 그 회원이 함께 오픈하자고 해서 시작했던 것이 가장 큰 이유였다. 그 회원은 계속 뛰어도 지치지 않는다고 나에게 '머신샘'이라는 강사 이름을 붙여주었다.

처음부터 예쁘고 멋진 곳에서 시작하면 좋았겠지만 독일 유학 후, 한국으로 다시 돌아온 지 별로 안 된 나는 돈이 없었다. 아침마다 출근하면 날아다니는 바퀴벌레들을 잡는 것이 일과의 시작이었다. 벌레를 무서워하는 나에게는 지하로 내려가 센터에 가는 것 자체가 그야말로 '지옥으로 가는 길' 같았다.

부끄러움이 많아 홍보도 잘 못해서 한 달 동안 회원은 한 명이었고, 방송해서 번 돈으로 꾸역꾸역 빚과 월세를 내며 버텨나갔다. 센터 오픈 후 한 달 뒤에 지금의 독일 남편과 결혼식을 올렸는데, 그 축의금의 전부를 센터 빚을 갚는 데 사용했다. 아직도 이 부분은 남편에게 미안하면서도 감사하다.

그렇게 힘들게 하루하루를 꾸역꾸역 버텨내면서도 뒤에서 들린 건 그 센터장이 나에 대한 뒷담화를 모두에게 하고 있다는 것이었다. 나와 짧은 인연이 있었다고 해서 내가 독일에 있는 동안 내 사진을 내 동의 없이 마음대로 사용해 홍보하는 것도 참았는데, 자기의 실수를 정당화하며 나와 그 회원을 나쁜 사람으로 만들고 있었다. 본인이 피해자였다.

새 삶을 시작하려고 다시 돌아온 한국에서 욕먹으면서까지 이렇게 인생을 살고 싶진 않았다. 다른 사람들을 위한답시고 의리를 지킨다고 버텨내기에는 그때 내 상황이 너무 좋지 않았다. 무엇보다도 자기의 인생과 나라를 포기하고 나만 보고 한국에 온 독일 남편을 책임지기 위해서라도 나는 더 이상 그렇게 살지 않기로 했다.

어차피 욕하는 사람들은 욕한다. 변하지 않는 진리인 것 같다. 이번에는 내가 숨을 쉬고 싶었다. 그래서 결심했다. 이러나저러나 욕 먹는 거 내 점핑 브랜드를 만들자! 내 것하고 욕먹자. 차라리! 그래서 '대한민국에서 점핑은 김혜선!'이 되게 만들자! 점핑으로 씹어먹자!

점핑을 하며 뛰어온 7년 동안 웃었던 날보다 울었던 날이 더 많았고, 연예인이라는 이유로 손가락질하며 두 배, 세 배 더 심하게 욕먹었다. 외로웠다. 현실은 내 편이 아니었다. '내 센터만 해야지' 하고 시작했는데. 다른 브랜드 선생님들이 내 가맹점을 하고 싶다고 하나둘 찾아왔다. 그렇게 내 점핑 브랜드의 가맹사업이 시작되었다. 처음에는 연예인이라고 다가와서 내 편이라고 말했던 사람들은 결국 자기들 이익만 챙긴 채 돌아섰다. 내가 돈을 받고 했던 것도 아니었고, 진심으로 대했던 것들은 그렇게 차갑게 돌아왔다.

내 브랜드로, 내 센터에서 첫 수업을 했을 때를 잊지 못한다. 그때

회원님들 몇몇 분과 지금도 연락하며 지내고 있는데, 몇 안 되는 회원님들이 나를 보던 눈빛이 기억난다.

지금보다 어설펐던 수업에 웃어주고 행복해했다. 그리고 건강해지고 활력이 생기는 모습들을 보면서 점핑수업을 하는 것이 개그우먼으로서 무대에 서는 것과 별반 다를 게 없다는 생각이 들었다. '사람들을 행복하게 해주는 것! 웃게 해주는 것!' 거기에 '건강하게 만들어주는 것!'이 추가되었을 뿐이다. 그 미소와 행복감을 지켜드리고 싶었다. 그때부터, 나는 점핑에 진심이 되었다. 자신 있게 이야기할 수 있는 건, 연예인이고 아니고를 떠나 '점핑운동'이라는 것이 뭔지 방송과 SNS를 통해 그 누구보다 열심히 홍보했다. 단순히 '내 점핑 브랜드를 알려야지'는 아니었던 것이다. 열심히 걸어온 길 덕분에 사람들은 점핑운동에 열광했다. 그렇게 '점핑은 김혜선'이 되었다.

평소에 책 읽는 것을 좋아해서 자주 서점에 가는데, 한번은 단순한 호기심에 '점핑'을 검색해보니 아무것도 나오지 않았다. 우리나라에 점핑 관련 책은 단 한 권도 없었다. 헐⋯.

'헬스나 필라테스 요가 등등 관련 운동 책들이 흘러 넘쳐나는데,

점핑에 관한 책은 단 한 권도 없다고? 이게 말이 돼? 헐…' 진짜 '헐
…'이였다.

평소에 자기 점핑 브랜드가 최고라고 했던 사람들…. 그 사람들은
점핑에 진심이었을까? 아니면 점핑 사업에 진심이었을까? 허탈했던
순간이다. 그래서 나는 우리나라 최초로 점핑 책을 집필하기로 결심
했다. 이 점핑 책은 이제 시작일 뿐이다.

그렇기에 온 진심을 담아 자신 있게 이야기할 수 있다.
점핑은 김혜선이다. 그래서 점핑은 머신이다.

개그우먼 김혜선

권오헌의 점핑운동 이야기

"김혜선 대표님, 저희 그냥 같이 하시죠!"

처음 만난 김혜선 대표님과 쉼 없는 대화 끝에 내린 결론은 함께 하자는 것이었다. 한두 시간 예정되어 있던 미팅시간을 이미 지나 4시간이 넘도록 이어진 대화 속에는 얼마의 이익이 발생할 것인지 얼마의 투자가 필요할 것인지 따위의 이야기는 일절 없었다. 그저 진심과 진심이 만나 마음이 통하는 대화에 시간 가는 줄 모르고 이야기가 이어졌다.

'김혜선의 점핑머신'을 독일에서 선보일 수 있다면 좋겠다는 마음 하나로 도와드리겠다고 말했더니 그동안 한국에서 누군가로부터 도와주겠다는 말을 들은 적이 없었다며 깜짝 놀라던 기억이 난다. 오히려 나보다 더 통 큰 결정을 내려준 김혜선 대표님의 도움 덕분에 독일에 해외 최초로 '김혜선의 점핑머신'을 'K-Jumping(코리아 점핑)'으로 오픈하게 되었다. 재미없고 지루하게 점핑운동을 하는 독일에서 에너지와 파이팅이 넘치는 신나는 점핑머신 수업은 독일의 한국 사람들은 물론이고 독일 사람들도 그 매력에 흠뻑 빠져들고 있다.

이번에는 정말 내가 도울 차례다. 그동안 독일에서 공부하고 일하며 경험한 독일의 재활, 예방운동의 모든 것을 점핑머신에 접목해 부상 없이 건강한 점핑운동을 할 수 있도록 하며 더 나아가 재활, 건강예방을 위한 점핑운동 프로그램도 가능하도록 이 책을 쓴다.

사실 독일에서는 아이들이 어릴 때부터 집 정원에 큰 트램펄린을 두고 뛰어논다. 병원이나 학교, 스포츠센터, 건강센터에서 트램펄린을 이용한 재활운동까지 그 활용범위가 광범위하다. 어린아이들부터 성인, 노인에 이르기까지 모든 연령대가 경험했으며, 독일의 초등학교 필수과목인 자전거, 수영과 더불어 생활체육의 성격이 강하다. 주변 환경 자체가 트램펄린에 친숙한 나라인 셈이다. 그렇다면 왜 이렇게까지 전 연령대의 사람들이 트램펄린운동을 좋아하는지, 트램펄린운동이 인체에 미치는 긍정적인 효과들을 스포츠의학적으로 쉽게 설명하고 알려드리고자 한다.

나는 현직 치료사로서 재활병원에서 근무하는 시절부터 줄곧 트램펄린운동을 자주 사용하곤 했다. 특히 정형외과 재활클리닉의 특성상 고관절과 무릎 인공관절 환자들이 많이 방문했다. 수술 이후 대부분 약 2주 후에 재활병원으로 오셔서 통증 감소와 관절가동성 향상을 위한 치료를 받다가 상태가 양호해지면 그다음 단계가 바로 트램펄린운동이다. 트램펄린 위에 올라가 다리에 힘을 적당히 주고 척추를 곧게 세운 다음 팔을 옆으로 살짝 벌린 상태에서 몸에 중심을 잡고 그대로 서 있는다. 대부분 환자는 수술 부위에 부하에 대한 불확신감을 가지고 있다. 하지만 반복적인 트램펄린운동(대부분 전신코어운동, 균형성운동)을 통해 그런 불안감은 감소하고, "치료사님, 다리가 훨씬 가벼워진 것 같아요, 공중에 약간 떠 있는 것 같아요"라고 한다. 서 있는 자세에 확신이 서고, 자신감이 생겨나는 것이 트램펄린운동의 가장 큰 특징이다.

또한 유산소운동 시 자전거 타기가 전통적인 재활운동이지만, 자전거 타기가 불편한 환자 같은 경우는 대체운동으로 트램펄린운동(걷기, 다양한 동작)을 하기도 한다. 짧은 시간 효과를 보이는 유산소 능력이 우수하다는 뜻이다. 걷기가 편안한 사람에게는 이후 근력운동을 시킬 때 트램펄린운동의 효과가 더욱더 빛이 난다. 한 발 서기, 스쿼트, 런지 등 간단한 하체 동작이 트램펄린 위에서는 일반 바닥에서 할 때보다 훨씬 더 난이도가 높아진다. 해당 근육사용량이 증가해 근성장에 특별한 효과가 있다.

이렇듯 현장에서 전신코어운동, 유산소운동, 근력운동 등 다양한 운동효과가 있는 트램펄린운동은 재활치료에 있어서 없어서는 안 될 필수운동이다.

이번 책을 계기로 김혜선 대표님과 더 좋은 시너지효과를 거두어 앞으로 환자, 일반인, 유아, 청소년, 노인 등 운동으로 치유가 필요한 모든 사람에게 도움이 되었으면 좋겠다. 그 사람들의 건강한 일상이 회복되어 본인의 몸을 사랑하고, 건강을 유지하는 관심과 노력을 더 하게 되어서 행복한 삶을 살 수 있게 된다면 너무나 뿌듯하고 기쁠 것이다.

독일 프랑크푸르트 근교 집 서재에서

재활치료사 권오헌

목차

PART 01 About 트램펄린과 점핑운동

PART 02 점핑머신 저강도 스텝

PART 03 점핑머신 고강도 스텝

PART 04　점핑에 대한 오해와 진실

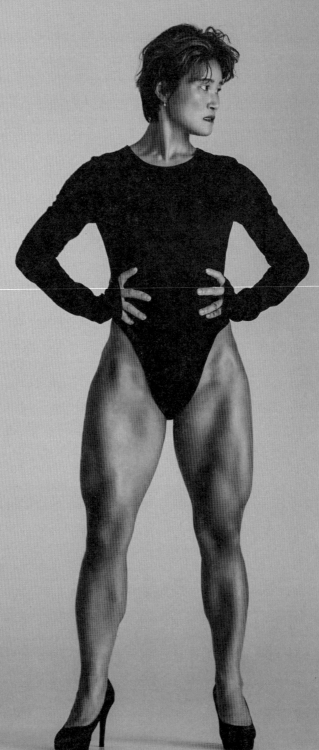

PART
01

About
트램펄린과
점핑운동

01
트램펄린과
점핑운동의 유래

트램펄린(Trampoline)의 역사는 과거 중세시대까지 거슬러 내려간다. 프랑스인 무슈 뒤 트램펄린(Monsieur du Trampoline)이 트램펄린의 창시자이자, 아버지다. 트램펄린 주제의 첫 서적은 약 600페이지의 방대한 분량이었고, 'Trampolino'라는 이탈리아어로 작성되었다.

현대에 들어와서 트램펄린을 처음 발명한 사람은 미국인 조지 니센(George Nissen)이다. 우연히 서커스공연을 보러 갔다가 줄에 매달려 화려하게 곡예하는 것을 보고, 수영장에서 다이빙선수가 점프하는 것처럼 사람들이 수직으로 점프하고 하늘을 날게 하는 기구에 관심을 가졌다고 한다. 집에 가자마자 차고에 들어가서 기구 개발에 집중한 결과, 1939년 미국 특허청에 트램펄린 기구를 등록해 세상에 알린다. 그 이후 그는 1940년 초반에 미국 스포츠클럽과 학교 스포츠 보급에 힘쓰고, 여가 스포츠 활성화에 큰 노력을 해서 트램펄린 공원들이 많이 설립되었다.

  트램펄린 활성화 덕분에 1964년 영국 런던에서 첫 트램펄린 세계 선수권대회가 개최되었고, 2000년 시드니올림픽에서 정식적인 올림픽 종목으로 인정되는 기회를 얻었다.

  이후 1970년대 미국과 영국에서는 올림픽 종목의 네모난 트램펄린 모양이 아니라, 치료용과 피트니스용 원형 모양 트램펄린을 제작했다. 영국에서는 의료목적의 트램펄린도 제작해 병원과 치료센터에서 사용되었다.

  또한, 니센은 트램펄린 생활체육과 엘리트 스포츠 확대뿐만 아니라 미국부대에 균형감각훈련을 위한 기구를 사용할 수 있도록 깊이 관여했고, 이후 미국 NASA는 우주비행사 무중력 적응훈련으로 트램펄린 기구를 사용했다. 1980년 11월 NASA 연구진은 트램펄린훈련이 우주비행사 적응훈련에 긍정적인 결과를 나타냈다고 학문적인 논문을 공표했다.

  이런 생활체육과 엘리트 스포츠 확대, NASA 우주비행사 증명으로 트램펄린의 영역은 점점 더 확산되었다. 1990년 아웃도어 활동의 증가에 따라 가정용 트램펄린으로 확산된다. 이때부터 자녀를 둔 부모들이 집 정원 뒤뜰에 가정용 트램펄린을 두는 새로운 트램펄린 문화도 확산되었다.

2001년 체코에서 육각형 모양의 트램펄린이 새롭게 만들어지면서 '트램펄린 피트니스'(Trampolin Fitness), '점핑 피트니스'(Jumping Fitness)가 전 세계적으로 탄생했다. 유럽에서 점핑 피트니스운동은 트렌드 스포츠로 분류하고 있고, 유행에 민감한 다양한 음악에 맞춰 화려한 조명을 느끼며, 클래식한 에어로빅 동작과 아드레날린이 분비될 정도의 신나는 점핑동작과 혼합되어 유산소와 무산소성 운동 향상에 초점이 맞춰져 있다. 대부분 그룹으로 운동을 하며, 운동하는 동안 재미와 흥미에 매료되는 특징이 굉장히 큰 장점이다. 또한 운동하는 사람들 간의 결속력과 응집력이 크고, 전체가 하나가 되는 능력이 생긴다.

2018년 한국에서는 김혜선이 점핑머신 회사를 설립했다. 사실 '김혜선이 한국에 점핑운동을 가지고 왔다'라고 생각하시는 분들이 많은데, 그전에도 한국에 점핑운동은 이미 다양한 브랜드로 많이 있었다. 하지만 '재활치료 목적'으로 시작된 점핑운동이 한국에서는 '어느 순간 건강기능식품 등 물건을 사야만' 점핑운동을 할 수 있다는 인식이 자리 잡고 있다. 코로나19 이후로, 무인 카페, 무인 편의점 등 무인 상점들이 늘어나고 있는데, 거기에 발맞춰 '무인 점핑센터'도 생겨나고 있다. 물건이야 원하는 것을 선택해서 키오스크로 계산하면 그만이지만, 운동센터는 아니다. 혼자 운동을 하더라도 '운동기구'를 이용해서 하는 운동센터라면 만일을 대비해 케어할 수 있는 전문가가 반드시 있어야 한다.

쉽게 말해 '무인으로 운영한다면, 사고 시 책임질 수 있는 사람도(무인) 없다'라고 생각하면 된다. 이러한 인식들을 개선하기 위해 김혜선은 방송이나 매체, 올바른 센터 운영 등을 통해 꾸준한 노력으로 변화시키고 있다.

김혜선은 현재(2025년 기준) 50여 개가 넘는 가맹점을 운영하고 있다. 물건 판매의 목적이 아니라, 점핑운동을 통해 나이든 사람들도 건강하고 즐겁게 운동해 몸도 마음도 치유되는 것이 목적이다. 2024년에는 한국인의 스타일에 맞게 코리아 점핑을 '김혜선의 점핑머신'이라는 브랜드로 만들어 독일로 해외 첫 진출을 했다.

'김혜선의 점핑머신'은 전문강사가 직접 수업을 하고 기본 동작에 더불어 정형화된 동작으로 안전하게 운동하려고 노력한다. 다양한 음악에 맞게 창의적인 안무동작을 혼합해서 기존 점핑운동의 장점을 이어가면서 김혜선만의 독특한 흥과 재미를 더했다. 힘든 운동을 더욱 쉽게 즐길 수 있도록 만든 것이 특징이다. 무엇보다도 다양한 매체를 통해 적극적으로 홍보하고 활발하게 활동하면서 점핑운동을 확산시켰다. 아무리 훌륭하고 재미있는 운동들도 꾸준한 홍보가 없다면 요즘 세상에서 살아남기 어렵다. 한국에서 점핑운동이 사라지지 않고 많은 사람에게 관심과 사랑을 받을 수 있는 이유다. 김혜선이 점핑운동을 하고 있다는 것 자체가 엄청난 장점이다. 나(권오헌)는 내가 가진 지식과 함께 혁신적인 '김혜선 점핑수업론 및 지도론'을 사람들에게 알리는 데 모든 노력을 다할 것이다. 앞으로 전 세계에 'K-점핑운동 세계화' 운동이 펼치지기를 바란다.

02
점핑운동이란
어떤 건가요?

점핑운동이란 무엇일까? 스프링이나 고무줄로 연결된 매트 위에서 걷거나 달리거나 점프를 하면서 균형성, 근력, 지구력, 신진대사 향상에 목적을 둔 운동이다. 조금 더 자세히 이야기하자면, 불안정한 매트 위에서 일정하고 다양한 압력에 대한 신체적응 운동이라고 할 수 있다. 이런 신체 내 적응과정에서 혈관, 림프-인대·건-근육-심장-뇌에 긍정적인 변화를 일으킨다.

다른 기구와 다르게 점핑운동을 하는 트램펄린의 가장 중요한 특징은 일반적인 바닥보다 훨씬 부하가 낮은 자극을 제공한다는 점이다. 신체에 밸런스가 깨지게 되거나 근육 불균형이 발생하게 되면 특히 하지의 부하가 높아져 이른바 다리가 무겁다고 느끼는 경우가 많다. 이런 경우 트램펄린운동이 그야말로 최고인 셈이다. 또한, 초보자에 적합하고, 모든 연령대 아이, 노인, 환자를 대상으로 할 수 있다는 점에서 굉장히 넓다. 생활스포츠, 재활스포츠, 학교스포츠적으로 너무나 적합한 운동이다.

트램펄린 공부를 하면서 내(권오현)가 생각한 점핑운동의 개념은 다음과 같다.

- 점핑운동은 매트의 물리적 움직임에 따라 특히 하지의 관절과 근육이 적응과정을 거치며 척추로 전달되는 몸통안정화운동이다.
- 점핑운동은 세포벽 강화를 통한 전신자극 순환운동으로, 세포마사지운동이다.
- 점핑운동은 점핑매트 위에서 체중의 가속도와 감속의 연속적인 근신경계운동이다.

점핑운동의 효능

1. 다이어트

전신을 움직여 칼로리를 소모하며(1시간에 1,000칼로리, 약 400개 근육 활성화) 효과적인 유산소훈련으로, 칼로리 소모를 돕고, 지방감소 효과가 탁월하다. 특히 비만인 경우 쉽게 살을 뺄 수 있는 운동이다.

2. 스트레스 해소

운동하는 동안 행복감을 느끼게 해주는 세로토닌 신경전달물질이 다량 분비되어 스트레스 해소에도 좋다. 점핑운동 시 생성되는 엔돌핀 호르몬의 영향으로 더 행복하고, 편안한 기분을 느낄 수 있다.

3. 지구력 향상

육상선수, 축구선수들도 달리기훈련 향상을 위해 모래 위나 트램펄린 위에서 훈련을 많이 실시한다. 다양한 리듬의 피치동작, 속도조절, 강도조절 등으로 달리기훈련 효과를 볼 수 있다. 또한 점핑운동이 장시간으로도 할 수 있다는 특징을 갖고 있기에 지구력 훈련에 효과적이다.

4. 관절 자극&척추 자극

점핑머신이라는 이름에서 알 수 있듯이, 머신처럼 일정한 부하와 움직임이 관절 자극과 성장에 도움이 되고, 발바닥 전체로 점핑하는 동작은 전반적인 척추 자극에 굉장히 좋은 효과가 있다.

5. 재활치료

수술 후 환자들은 몸의 전체적인 밸런스가 약화되어 있고, 트램펄린 위에서 가장 기본적인 동작(중심 잡고 서 있기, 눈감고 서 있기, 무게중심 이동 등)을 실시하기에 너무나 쉬워서 물리치료 운동으로 적합하고, 간단한 스쿼트, 런지 동작은 환자들 근성장에 도움이 되기에 재활목적에 맞다.

6. 골다공증 예방

트램펄린 위에서 점프 시 도약과 착지 동작의 부하는 골격계 자극에 큰 도움이 된다. 다양한 스텝 즉 좁게, 넓게, 대각선 등에서 점프는 골격계 성장으로 골다공증 예방효과가 있다.

7. 주의력 결핍/과잉행동장애(ADHD) 치료

점핑운동 기구는 1인이 운동할 수 있는 작은 사이즈의 공간이다. ADHD 아동이나 성인에게는 이 공간의 틀이 운동과 신체활동을 하기에 도움이 되며, 이런 공간에서 균형성을 위한 동작을 수행하는 데 엄청난 집중력을 필요로 한다.

8. 폐, 호흡기능 향상

낭포성 섬유증(Cystische Fibrose : CF, 위장관, 내분비계, 특히 호흡기를 포함한 다양한 장기시스템에 영향을 미치는 생명을 제한하는 유전적인 질환)은 점핑운동을 하는 경우 자기도 모르게 일정하게 산소 섭취와 이산화탄소 배출을 함으로써 폐와 호흡기 기능 향상에 큰 도움이 된다.

9. 낙상 예방

나이가 들면서 자연적으로 퇴행적 관절염, 근감소, 신경계 감소로 인해 낙상 사고가 일상에서 빈번하게 발생한다. 점핑운동은 한 가지 운동으로 다양한 스텝을 배우고, 이에 따른 다양한 운동부하가 관절계, 근육계, 신경계까지 전달되기 때문에 낙상 예방 측면에서 최고의 운동이다.

10. 학습능력과 기억력 향상

점핑의 불안정한 상태에서 적응하기 위해 뇌신경계에 엄청난 자극이 주어지고, 이에 따라 트레이너의 동작을 따라 하고 외워야 하기에 학습능력과 기억력 향상에 큰 도움이 된다.

11. 밸런스 향상

기본적으로 스탠딩 자세에서 실시되기 때문에 모든 관절과 근육이 밸런스와 균형성 향상에 크게 관여한다.

12. 탄력 있는 피부(동안 피부)

점핑운동의 세포자극과 신체 내 노폐물 배출에 극대화가 피부세포까지 영향을 미치기 때문에 탄력 있는 피부와 젊어지는 안티에이징(Anti-aging) 운동이라 할 수 있다.

13. 자세 교정

하체와 척추를 강화해줌으로써 기본적인 자세 교정 효과가 있다.

14. 관절염 질환 치료, 예방

관절염질환(족저근막염, 아킬레스건염, 퇴행성무릎관절염) 환자가 낮은 부하와 저강도, 중강도로 운동제어가 가능하고, 어느 정도 일정한 움직임이 유지되기 때문에 재활운동 성격을 지니고 있어 관절염질환 예방, 치료에 적합하다.

15. 심혈관계 강화

점프 시 심장박동이 증가하며, 신체 내 더 많은 혈액이 펌프질된다. 이러한 작업이 심혈관계 건강 향상에 도움이 되며, 고혈압을 낮추는 데 효과가 있다.

16. 골밀도 강화

점프 시 골격구조를 강화하는 데 도움이 된다. 점프동작에서 바닥을 미는 부하의 경우 골밀도를 강화해준다. 이러한 반복동작이 뼈를 더 단단하고, 저항력을 강화하는 데 도움이 된다.

17. 근육 강화

점프 시 신체 내 거의 모든 근육을 활성화하고, 특히 다리, 복근, 허리근육을 더 자극한다. 그 결과, 신체를 더 강하고 단단하게 만들어준다.

18. 협응력 강화

점프 시 신체는 좋은 밸런스와 협응력을 요구한다. 규칙적인 점핑 운동을 통해 협응력을 향상할 수 있고, 신체감각능력 또한 학습할 수 있다.

19. 전신 순환(림프액)

신체 내 결합조직의 장애로 인해 많은 통증과 다양한 질환이 생긴다. 근막조직은 신체 전체를 감싸고 있으며, 신체의 모든 지지와 보호하는 기능을 하고 있다. 내장기관, 근세포, 신경과 전체 골격계는 특별한 결합조직으로 구성되어 있다. 많은 통증과 다양한 질병은 신체 내 조직계를 파괴한다. 하지만 점핑운동은 노폐물을 제거하는 운동인 림프계 순환 장점과 더불어 결합조직을 강화하는 특화된 운동이다. 이 점이 치료적, 재활적인 효능이다.

| 우리 몸의 림프액 |

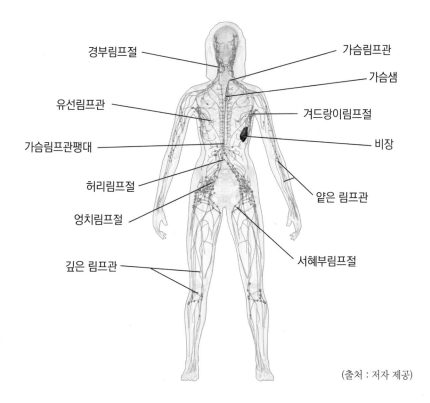

경부림프절

가슴림프관

가슴샘

유선림프관

겨드랑이림프절

가슴림프관팽대

비장

허리림프절

얕은 림프관

엉치림프절

깊은 림프관

서혜부림프절

(출처 : 저자 제공)

기타 점핑운동이 굉장히 효과적인 질환으로는 다음과 같다.

뇌졸중, 심근경색, 당뇨병, 고혈압, 저혈압, 호흡질환, 높은 콜레스
테롤, 만성두통, 알츠하이머, 치매, 어지러움, 척추통증, 근육통증, 관
절질환, 심리적 고통 등을 완화하는 데도 뛰어난 효능을 보인다.

03
트램펄린의
종류와 명칭

　'트램펄린(Trampoline)'이라고 하면, 우리가 흔히 알고 있는 어렸을 때 동네에 있는 방방장에서 친구들과 함께 뛰어놀았던 '방방이'로 알고 있다. 맞는 이야기다. 요즘은 키즈 방방 카페라든가 트램펄린을 활용한 놀이공간들이 많아지고 있다.

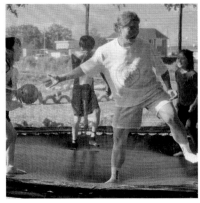
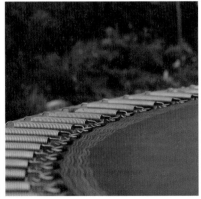

(출처 : 저자 제공)

보통 이런 야외나 실내 키즈 방방 카페에서 여러 명이 뛰어노는 트램펄린은 대부분 스프링으로 되어 있다. 하지만 점핑 피트니스, 점핑운동을 할 때의 트램펄린은 조금 다르다. 점핑 피트니스용 트램펄린의 종류는 굉장히 많고, 다양하다. 지금도 계속해서 트램펄린 운동 기구가 출시되고 있지만, 이 책에서는 기본적인 것들로만 간략하게 설명하겠다. 점핑 피트니스용 트램펄린에는 손잡이가 있는 것도 있고 없는 것도 있다.

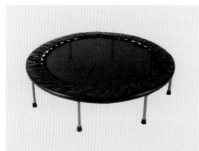

동그란 트램펄린

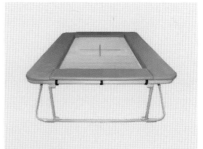

네모난 트램펄린

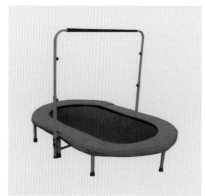

2인용 트램펄린

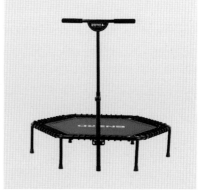

6각형 트램펄린(점핑운동 시 가장 많이 사용한다)

(출처 : 저자 제공)

| 점핑머신 트램펄린운동 기구의 명칭 |

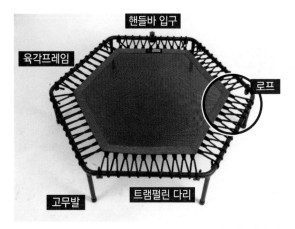

(출처 : 저자 제공)

- 매트 : 트램펄린의 심장 역할을 하는 매트는 우리가 뛸 때의 바닥 부분을 말한다.
- 로프 : 매트를 잡아주는 끈이다. 로프의 종류와 매듭 묶기 방법에 따라서 트램펄린의 탄성(장력)이 결정된다.
- 트램펄린 다리 : 트램펄린이 흔들리지 않도록 지탱해주는 역할을 한다.
- 고무발 : 트램펄린 다리에 끼워, 충격을 흡수해주고 움직임을 부드럽게 해준다.
- 육각프레임 : 트램펄린의 전체 모양을 잡아주는 기본 뼈대를 말한다.
- 와펜 : 브랜드의 로고, 트램펄린의 가장 앞, 중심에 위치해 있다.
- 핸들바 입구 : T자 핸들바를 끼우는 곳이다.

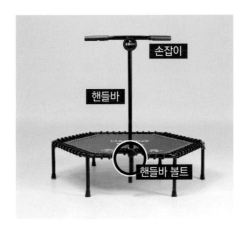

(출처 : 저자 제공)

- 핸들바 : T자 핸들바라고 부른다.
- 손잡이 : 트램펄린운동의 안전성을 위해 필요하다.
- 핸들바 볼트 : 핸들바의 높이를 조절하고, 고정하기 위해 돌려서 사용한다.

04

점핑운동 후 트램펄린, 어떻게 관리해야 하나요?

우리는 흔히 트램펄린을 관리한다는 개념보다는 방치하는 것에 익숙하다. 모든 것에는 당연히 수명이 있지만, 트램펄린은 우리 아이들이 뛰어노는 신나는 놀이기구이자, 운동기구인 만큼 안전과 건강에 직결되니, 정기적인 관리와 유지가 필수인 것을 잊지 말자! 트램펄린도 마찬가지로 어떻게 관리하느냐에 따라서 수명이 달라진다.

트램펄린 역시 숨을 쉰다. 살아 있다!

트램펄린 관리하는 방법

1. 수평 확인하기(층간소음의 원인)
- 사용 전, 안전을 위해서 트램펄린 다리가 수평인지 반드시 확인한다.

수평 확인하는 방법

고개를 숙여서 트램펄린 다리 부분을 확인한다. 다리와 바닥이 닿는 부분을 봤을 때, 어느 부위의 다리가 떠 있다면 수평이 맞지 않는 것이다. 다리 전체가 모두 바닥에 닿아 있어야 정상이다. 그래야 안전하게 사용할 수 있다.

수평 맞추는 방법과 층간소음 원인, 해결방안

트램펄린 위에서 뛰는데 소리가 나는 이유는 크게 3가지다. 층간소음 원인 제공의 가장 핵심적인 이유이기도 하다.

① 바닥 수평이 맞지 않는다.

해결방안

바닥이 평평하지 않으면, 층간소음의 원인이 된다. 트램펄린 다리의 어느 부위가 떠 있다면, 트램펄린을 움직여서 바닥이 수평인 곳을 찾는 것이 먼저다.

② 트램펄린 다리가 불량이다.

해결방안

바닥이 수평인데도 불구하고, 트램펄린 다리가 어느 한쪽이 떠 있다면 물건을 구매한 곳에서 교환해달라고 요청해야 한다. 교환기간이 지나 교체를 못하고 그대로 사용해야 되는 경우, 떠 있는 다리의 높이를 맞춰주면 된다. 먼저, 어느 쪽 다리가 떠 있는지를 확인해야 된다. 그러고 나서 떠 있는 다리의 사이즈에 맞는 커버나 캡을 구입해 끼운다. 종이를 임시방편으로 끼우며 사용하는 경우도 있는데, 안전을 위해서 튼튼한 캡을 끼워서 사용하는 것을 추천한다. 비싸지 않다.

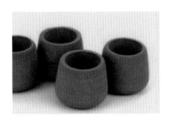

다리 캡 예시   (출처 : 저자 제공)

다리 캡은 트램펄린 다리에 이미 끼워져 있는 고무캡에 이중으로 끼워주어 높이를 맞춰주는 것이기 때문에, 되도록 안전을 위해, 트램펄린 다리에 딱 맞는 사이즈를 확인 후 끼워서 사용하길 추천한다.

③ 사용자의 과격한 행동

손잡이가 있는 트램펄린일 경우, 손잡이를 잡은 상태에서 힘을 너무 많이 주거나, 과도하게 앞뒤로 세게 흔들고 당기면서 뛰면, 무게중심이 앞으로 쏠리면서 트램펄린 뒤에 있는 다리들이 들려 쿵쿵 소음을 발생하거나 자칫하면 넘어지는 큰 사고로도 이어질 수 있다. 그렇게 무자비하게 트램펄린 위에서 뛰면, 바닥의 진동과 소음이 고스란히 아래층으로 전달되어 층간소음을 악화시킬 수 있다.

요즘은 층간소음 이슈가 많다 보니, 층간소음 방지 매트나 방음 매트들이 잘 나와 있다. 가볍게 뛰는 것이면 굳이 그런 것까지 장만하고 설치할 필요는 없지만, 사용자가 아이들이라면 이야기는 달라진다. 점핑 전용 운동센터가 아니라 집에서 운동하는 성인도 이 문제를 피해갈 수는 없다. 트램펄린을 집에서 사용 시, 방음 매트나 흡음재를 사용해 소음을 최소화하는 것이 중요하다.

2. 사용 후, 트램펄린 관리 방법

- 트램펄린 위에서 운동 후 흘린 땀들은 고스란히 트램펄린 위로 떨어진다. 그렇기 때문에 운동 후, 트램펄린 매트와 손잡이를 물티슈로 닦거나, 부드러운 천을 이용해 소독제를 뿌려 가볍게 닦아준다. 거친 천은 매트를 손상시킬 수 있다.
- 트램펄린도 소모품이므로, 정기적으로 파손된 부품이 있는지 점검해준다.
- 스프링이나 프레임에 습기가 들어가지 않게 해서, 녹슬지 않도록 관리하는 것이 중요하다.
- 트램펄린을 사용하지 않을 때는, 건조하고 개방된 곳에 보관해서, 제품의 부식을 막는다.
- 트램펄린 위에 날카로운 물건을 올려놓으면 매트가 손상될 수 있으니 트램펄린 위에 물건을 올려놓지 않는다.
- 트램펄린 위에서 음식물을 섭취하지 않는다. 매트가 촘촘하다보

니 음식물이 끼거나, 음료를 엎으면 매트가 부식되어 손상될 수 있다는 것을 명심하자.

3. 트램펄린 청소 방법

이거 하나면 트램펄린 청소+세균 박멸까지 한방에 끝!

(친환경 살림 전문가, 방송인 강혜정 선생님에게 자문해 작성했습니다.)

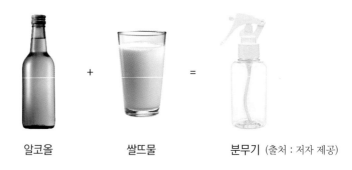

알코올   쌀뜨물   분무기 (출처 : 저자 제공)

트램펄린을 청소할 때는 크린콜로 청소해주면 된다. 손소독제로도 쓰이는 크린콜의 주요 성분은 에틸 알코올인데 일반적으로 식기나 테이블 소독에도 쓰여진다. 고깃집에서 고기를 먹다 보면, 가끔 일하시는 분들이 소주를 테이블 위에 뿌려서 닦는 것을 봤을 것이다. 알코올의 당분이 오염물질을 끌어당겨 녹여서 없애주는 역할을 하기 때문이다. 알코올은 지성이든 수성이든 녹이는 작용을 한다. 일반적으로 알코올은 세균 표면의 막을 뚫고 들어가 단백질을 응고시켜 죽이는 역할을 하는데, 쌀뜨물에는 전분이 있어, 오염물질을 흡착해주는 성분이 있다. 물론, 크린콜(알코올) 만으로도 충분하지만, 쌀뜨물과 같이 섞은 후 뿌려서 청소해주면 차후, 먼지가 잘 안 붙게 코팅해주는 효과까지 볼 수 있다. 다만, 쌀뜨물은 부패할 수 있으니, 냉장 보관 후 3~4일 정도까지만 사용할 수 있다. 참고로 이렇게 만든 천연소독제는 창문이나 선풍기 등 해묵은 때를 제거하는 것에도 좋다.

천연소독제를 만드는 것이 귀찮고, 부담된다면, '소독용 에탄올'이라고 쓰여 있는 것을 구입해 사용하면 된다. 코로나19 이후, 요즘은 시중에 이런 제품들이 워낙 잘 나와 있다 보니, 굳이 특정 제품을 고집할 필요는 없다.

트램펄린 청소는 '소독용 에탄올'이면 해결이다!

천연소독제 제조 방법

① 1:1(소주 : 쌀뜨물) 비율로 제조한다.
② 분무기에 넣는다
③ 트램펄린에 뿌린 후, 부드러운 마른 천으로 닦아낸다.
  소주와 쌀뜨물 모두 먹을 수 있는 천연재료라 해롭지 않다.
  개인적으로 땀 냄새가 배이기 전에 트램펄린 사용 후, 바로 닦아내는 것을 권장한다.

---

4. 스프링 & 로프 점검

- 스프링은 보통 수명이 길지만, 스프링에 끼워져 있는 매트나 밴드는 소모품이기 때문에 중간에 찢어져 있는지 확인하면서 사용하는 것이 안전하다.

- 몸무게나 사용 횟수, 운동 강도에 따라 손상 여부와 마모가 다르기 때문에, 중간 점검을 잘 해주는 것이 무엇보다 중요하다.
- 프레임을 제외하고는 대부분 교체할 수 있는 소모품들이니 결함이 있는 경우, 교체해 안전과 기능에 신경 쓰는 것이 좋다.
- 트램펄린은 일정한 하중에 대해 설계되어 있기 때문에, 사용하는 트램펄린의 최대 하중을 체크하고 사용하는 것이 안전하다. 사용 후, 올바르게 잘 관리해주면, 안전하게 운동하면서 트램펄린의 수명을 연장할 수 있다.

05

점핑운동 전
준비물

운동화

좋아요

끈이 달린 가벼운 러닝화가 가장 좋다. 트램펄린 위에서 운동할 때 바닥 부분이 걸리는 느낌이 없이 가볍게 점프할 수 있으면 된다. 끈이 달린 운동화는 본인 발등에 맞게 조절할 수 있기 때문에 도약할 때 부드럽게 뛸 수 있다. 전신 순환 운동이기 때문에 너무 과하게 묶는 것은 오히려 순환을 막는다.

나빠요

- 일반 스포츠화, 예를 들어 농구화나 테니스화 축구화 등은 트램펄린 매트를 손상시킬 뿐만 아니라, 밑창 상태로 인해 안정성을

손상시킬 수가 있다.

- 에어가 장착되어 있는 운동화는 바닥에서 점프하거나 운동할 때
  는 충격들을 흡수하고 도움이 될지 모르겠지만, 트램펄린 위에서
  는 도움이 되지 않는다. 트램펄린 자체의 탄성이 있기 때문에, 에
  어 있는 신발을 착용하고 점프하면 충격을 이중으로 흡수한다.
  그리고 트램펄린 위에서 발바닥 전체로 뛰어야 하는데 뒤꿈치가
  계속 들려 있는 상태가 된다. 자극을 오롯이 느끼기가 힘들다. 그
  렇기 때문에 운동량과 운동의 질이 달라진다. (나는 실제로 회원님들 중
  에어 있는 운동화를 신고 뛰다가, 러닝화로 교체 후 땀을 더 많이 흘리고 운동 효과를 제대
  로 본 것을 봤고, 직접 경험했다)

| 나쁜 예 |

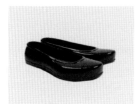

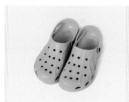

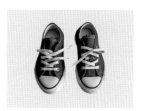

고무신   슬리퍼   스니커즈   (출처 : 저자 제공)

 T·I·P

잠깐 가볍게 뛰는 정도로만 신는다면 상관없지만, 다이어트와 운동을 목적으로
하면 피로도가 빨리 온다. 운동의 효과를 제대로 느낄 수 없다.

실제로 나(김혜선)는 운동을 잘하는 캐릭터 때문에 축구나 과격한 운동들을 많이 해서 인대나 근육이 자주 파열되었다. 그래서 재활운동을 위해 집에서 트램펄린을 가져다놓고 맨바닥으로 느리게 걸어봤다. 처음에는 발바닥에 자극을 제대로 느낄 수 있어 좋았지만, 횟수가 계속될수록 트램펄린 매트와 발바닥의 마찰로 인해 살 껍질이 벗겨지거나, 발바닥 피로도가 더 빨리 왔다. 그리고 아픈 부위가 더 크고 깊게 느껴졌다. 운동화를 착용한 후 해보니 더 안전하게 균형도 잡히고 1번 하고 그치던 같은 동작을 2번 더 할 수 있게 되었다. 집에서도 운동이나 다이어트, 재활이 목적이라면 운동화가 괜히 있는 것이 아니다. 의상은 편하게 입더라도 신발은 꼭 갖추고 운동하길 권고한다. 오랜 시간 내가 직접 경험한 것이다.

의상

좋아요

일반적인 운동복이면 된다. 본인이 편한 레깅스나 스포츠 의류면 OK!!

나빠요

- 다리까지 내려오는 펄럭이는 바지는 점프 후 착지 시 바지에 밟혀서 넘어질 수 있어서 위험하다.
- 트램펄린 위에서는 좌우, 상하 온몸을 자유자재로 움직이며 하

는 운동인 만큼, 움직임과 가동범위를 가로막는 청바지나 탄성이 없는 옷차림은 되도록 피한다.

양말

- 요즘은 미끄럼방지 양말이 잘 나와 있어서 양말을 착용 후 트램펄린 위에서 점프하기도 한다. 아이들처럼 가볍게 뛰는 저강도라면 괜찮지만, 고강도 운동을 할 때는 적합하지 않다. 자유분방한 아이들에게는 차라리 맨발이 더 안전하다.
- 복숭아뼈까지만 올라오는 발목양말도 자제하자. 가볍게 점핑운동하는 정도야 가능하겠지만 운동 효능을 제대로 느끼고 싶다면 발목을 덮는 중목양말을 신고 운동해야 발목 보호에도 도움이 된다. 귀찮다고 아무거나 대충 신지 말자! 내 몸은 내가 스스로 보호해야 한다!

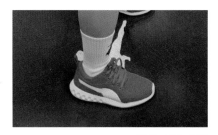

(출처 : 저자 제공)

추가 필요 사항
땀 닦을 수건이나 손목 아대, 그리고 물통

06

점핑운동 전
주의사항

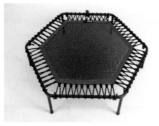

1. 보통은 트램펄린마다 테두리에 색상이 있다. 색상 테두리 안에서만 뛸 것!

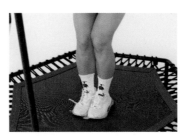

2. 트램펄린 가운데에서 뛰기

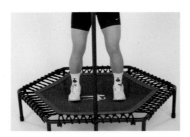

3. 본인의 어깨너비, 골반 넓이로 벌려서 뛰기

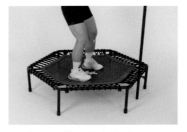

4. 양쪽 무릎을 굽혀서 뛸 것
※ 무릎에 너무 힘을 줘, 인위적으로 굽히려고 하지 않아도 된다. 살짝만 굽히자!

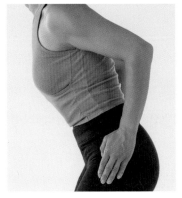 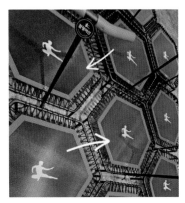

5. 상체를 (살짝) 숙여서 뛸 것

6. 아이들 같은 경우, 트램펄린이 2대 이상 있을 때, 징검다리 금지(트램펄린에서 트램펄린으로 건너가는 것)! 로프에 다리가 끼거나 빠져서 다치는 경우가 있다.

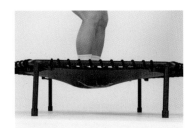 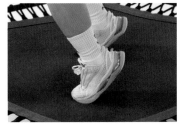

7. 발바닥 전체를 아래로 누르면서 뛴다(기본적으로 뒤꿈치를 들고 뛰지 않는다).

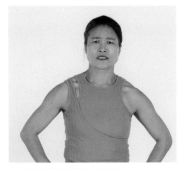 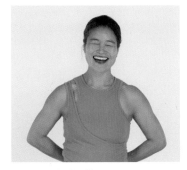

8. 긍정적인 마음으로 뛰기(긍정은 긍정을 부르는 법! 웃으면서 운동할 것)!

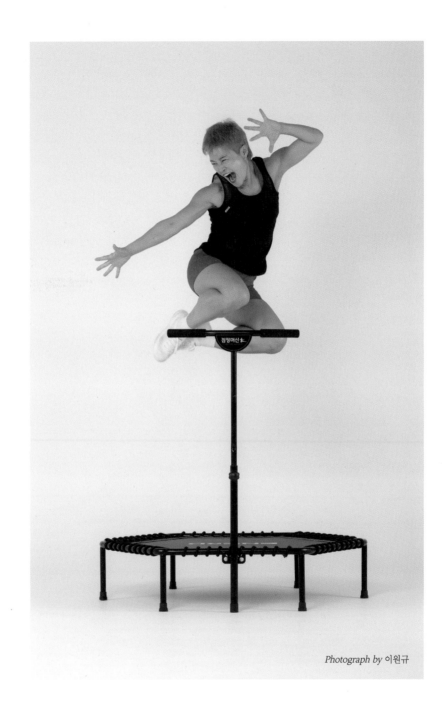

Photograph by 이원규

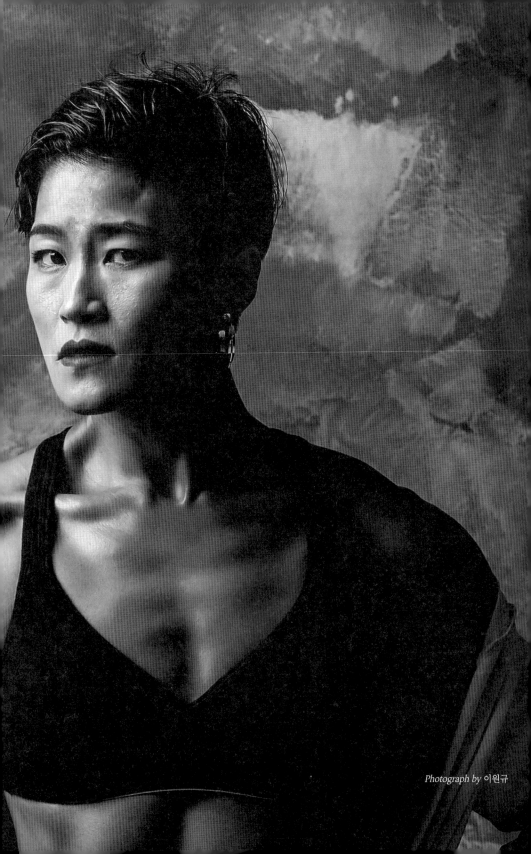

PART
02

점핑머신
저강도 스텝

01

베이직
(Basic)

베이직은 점핑머신의 기본 스텝이다. "기본에 충실하자"라는 말이 괜히 있는 것이 아니다. 기본자세가 엉망이면, 다른 자세들도 좋을 수가 없다. 모든 동작에 기본으로 적용이 되는 만큼, 보기에는 단순해 보이지만 베이직 동작을 집중해서 제대로 뛰는 것만으로도 꽤 칼로리 소모가 높다.

베이직(Basic) 스텝 종류

– 베이직 오픈(Basic Open)
– 베이직 모아서(Basic Close)
– 베이직 더블(Basic Double)

T·I·P 베이직 오픈 자세에서 앞으로 2번 점프한 후, 뒤로 1번 뛰어서 2번씩 점프해주는 동작이다. 벌려서 점프하는 것과 모아서 점프하는 동작이 있다.

효능

　기본적인 동작의 속성은 바운드 동작이며, 재활적인 성격이 강하다. 오픈과 모아서 동작은 무릎의 부담이 크지 않고, 발목 안정성과 골반근육 외에도 주변 근육(복직근, 외복사근, 척추기립근) 강화에 장점이 있다. 신체를 크게 상체와 하체로 나눈다고 생각한다면, 상체 전신의 힘을 이용해 하체로 '바운스를 준다', '부하를 내려준다'라는 느낌으로 동작을 취하면, 몸통 전체의 근육을 느낄 수 있다.

　일반적으로 점핑하면 하체운동이라고만 생각하는데 그렇다면 큰 오산이다. 베이직 동작은 다리에 힘을 살짝 빼고 뛰다 보면 상체척추운동 효과가 굉장히 크다. 또한, 점핑운동에서 가장 난이도가 낮은 동작이다. 다양한 안무에 맞춰 고강도 동작을 하다가 호흡을 조절하기 위해서는 걷는 것보다 베이직 동작이 훨씬 쉽고 회복력이 높다. 따라서 많은 안무 중에 베이직 동작은 유산소운동을 장기간 지속할 경우 많이 사용되고, 유산소 능력 향상을 위한 연결 동작으로 아주 좋다.

　베이직 모아서 동작은 기본 동작보다 하체근육 사용이 높은 동작이다. 두 다리로 모아서 한 다리처럼 뛰기 때문에 균형을 잡기 위해서 발바닥근육부터 종아리근육과 허벅지근육(내전근/외측), 엉덩이근육까지 잡아주는 데 효과가 탁월하다.

베이직 더블 동작은 체중 이동, 무게중심 이동이 섞여 있는 기본적인 동작이다. 이 동작은 중력을 통한 모든 물리적인 힘이 전신의 관절과 근육에 자극으로 전해진다. 관절수용기 자극, 인대와 건 강화에 좋은 운동이다. 또 다른 표현으로 무게중심 이동 동작을 세포 마사지 자극운동이라고도 한다. 안정적인 동작이 특징이며, 거의 모든 환자분도 따라 할 수 있는 동작이다.

주의사항

- 무릎을 굽혀줄 때, 인위적으로 힘을 너무 많이 줘서 구부리지 않도록 주의한다.
- 어깨에 힘을 빼고, 자연스럽게 뛰도록 한다.
- 양팔을 뒤로 버리듯이 흐느적거리면서 뛰지 않도록 주의한다.

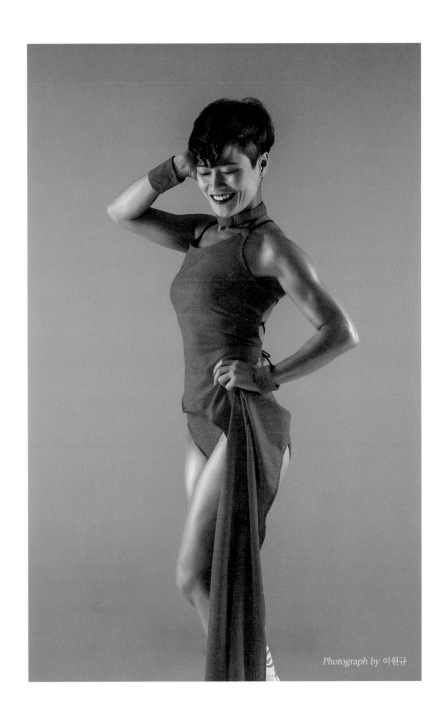

Photograph by 이원규

▶▶▶ 베이직 동작 배우기

베이직 오픈(Basic Open)

① 양발은 본인의 어깨너비, 골반 넓이로 벌려준다.

② 상체는 앞으로 살짝만 숙여준다.

③ 양쪽 무릎은 살짝만 굽혀준다.

④ 양쪽 팔꿈치는 뒤로 보낸다는 느낌으로 양 팔꿈치를 접어준다.

⑤ 손바닥은 펴고, 양쪽 골반을 스쳐주면서 제자리에서 점프한다.

♀ T·I·P

팔동작 시, 양손을 가슴 앞으로 모았다가, 팔꿈치를 뒤로 접어서 골반을 스쳤다가를 반복해준다. 힘을 빼 양팔을 흐느적거리면서 뒤로 그냥 보내버리지 말고, 등에 있는 어깨가 만난다는 느낌으로 팔꿈치를 뒤로 접어, 골반을 스쳐보자! 등근육은 서비스로 생긴다! 기본 팔동작은 양손을 뒤로 보내지 않는다.

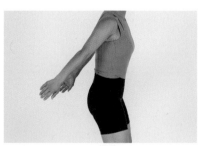

◀ 팔동작 나쁜 예

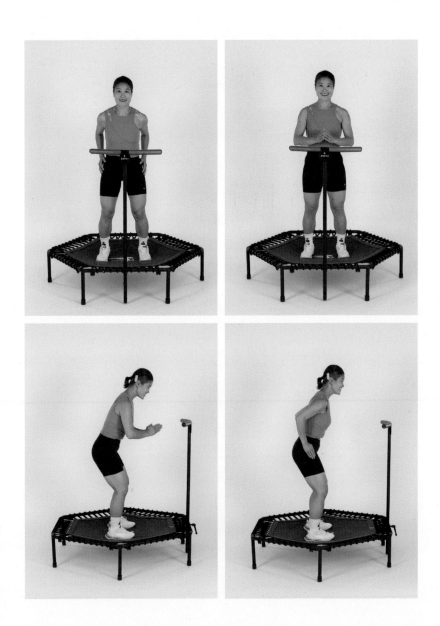

베이직 모아서(Basic Close)

❶ 왼쪽, 오른쪽 엄지발가락을 가운데로 모아 붙여준다.

❷ 발뒤꿈치 안쪽도 붙여준다.

❸ 무릎을 살짝 굽힌 상태로, 허벅지 안쪽을 붙여준다.

❹ 상체는 앞으로 살짝만 숙여준다.

❺ 발바닥 전체로 아래를 누르면서 점프해준다.

❻ 점프하면서 양손은 골반을 스쳐준다.

♀ T·I·P

다리와 허벅지를 붙여서 뛰는 것만으로도 내전근 힘을 키울 수 있다.

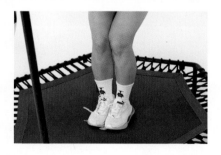

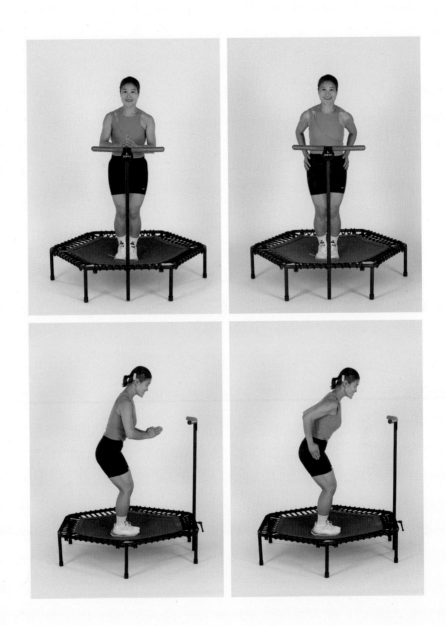

베이직 더블(Basic Double)

① 베이직 기본자세에서 앞으로 1번 점프해서 이동한 상태로 2번 점프를 한다.
② 뒤로 1번 점프해서 이동한 상태로, 2번 점프를 한다.

♀ T·I·P

베이직 더블 동작에는 다리를 어깨너비로 벌려서 뛰는 것과 다리를 모아서 뛰는 동작이 있다.

주의사항

앞으로 갈 때는 핸들바에 부딪히지 않기 위해서 양손을 골반에 걸쳐주고, 뒤로 갈 때는 상체를 안정적으로 숙여주며, 양손을 가슴 앞으로 모아준다.

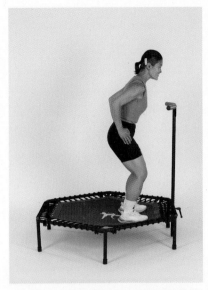

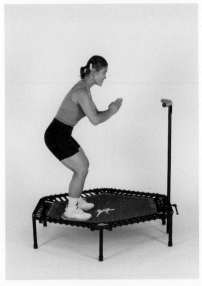

02

조깅
(Jogging)

조깅은 말 그대로 트램펄린 위에서 '가볍게 뛰는 동작'을 의미한다. 어떤 동작인지 따로 시간을 내어 배우지 않아도, 남녀노소 누구나 한 번에 보고 쉽게 따라 할 수 있는 동작이다. 개인적으로, 체중이 많이 나가거나 무릎이 안 좋아 바닥에서 하는 운동들이 부담되시는 분들께, "트램펄린 위에서 좋아하는 노래를 들으면서 조깅만 해줘도 됩니다"라고 말할 정도로 '유산소 중 단연코 효자 동작'이다.

조깅 스텝 종류
- 조깅 싱글(Jogging Single)
- 조깅 더블(Jogging Double)
- 조깅 포(Jogging Four)

- 조깅 에잇(Jogging Eight)
- 조깅 오픈(Jogging Open)

♀TIP 조깅 오픈 상태에서도, 오픈 싱글, 더블, 포, 에잇 동작이 있다.

효능

트램펄린의 조깅은 지면보다 몇 배 쉬우면서 더 높은 운동효과를 볼 수 있다. 특히 일반 조깅과는 다르게, 트램펄린 조깅은 조금 높은 운동협응력을 요구한다. 달리기 동작은 인체의 협응력이 있어야 하는 기본적인 동작이며, 조금 적응이 되었다고 생각되면, 그때부터는 조금 호흡이 차오르는 경험을 할 것이다. 그리고 호흡이 부족하게 되면 자신도 모르게 자세가 흐트러져 달리는 위치가 바뀌는 황당한 경험을 하게 될 것이다. 따라서 일정하게 제자리에서 조깅할 수 있는 능력이 있어야만 전신협응력과 심폐지구력이 좋다고 말할 수 있다.

조깅의 장점은 정말로 많다. 그렇지만 다리가 무거워서 허리가 아파서 통증이 심해서 조깅을 하고 싶지만 못하는 사람들도 정말 많다. 그런 분께는 트램펄린 조깅을 강력히 추천드린다. 왜냐하면 트램펄린 위에 올라가면 체중의 30%가 감소되어서 물속에 부력으로 인한 체중이 가볍게 느끼는 것처럼 가벼운 체중으로 조깅을 할 수 있기 때문이다.

조깅은 인체의 기본동작이기에 다양한 변형동작이 있다. 조깅 더블(Jogging Double), 조깅 포(Jogging Four), 조깅 에잇(Jogging Eight)을 각각 살펴보면, 더블은 하체근육에 큰 효과가 있으며, 포는 근지구력 향상, 에잇은 전신지구력, 변형동작에 따라 다양한 운동효과가 있다.

일반 바닥에서는 한 발로 더블, 포, 에잇을 뛸 경우 관절에 무리가 갈 수 있다. 그러나 트램펄린에서는 외발, 양발을 점프하면서 조깅동작을 하는 것이 관절에 무리가 가지 않는다. 근성장에 강력한 자극을 주는 아주 좋은 동작이다.

포와 에잇 단계는 초보자와 환자의 경우 난이도가 높을 수 있다. 그리고 조깅의 점프횟수가 증가할수록 동작을 하기가 어렵다. 그렇기 때문에 호흡과 자세의 밸런스가 깨지며, 통증 증가와 부상으로 이어질 수 있으니, 스스로 강도와 부하를 조절해야 한다.

조깅 오픈 동작은 일명 개구리 동작, 도마뱀 동작으로 고관절 강화, 엉덩이근육 강화에 효과적인 운동이다. 고관절이 유연하지 않은 분들과 요추가 안 좋으신 분들은 다리를 너무 높게 올리다가 고관절과 요추 간의 간격이 좁아서 통증을 유발할 수 있으니, 자신에게 맞는 알맞은 자세를 항상 기억해야 한다.

주의사항

조깅할 때 집중하다보면 대부분이 같은 손, 같은 발이 들리면서 뛰는 경우가 많다. 평소에 조깅할 때 우리는 그렇게 뛰지 않는다. 같은 손, 같은 발로 뛰지 않도록 주의한다.

여러 번 점프할 때는 중심을 잃지 않도록 해주며, 무릎은 살짝 굽혀주고 상체를 숙여서 뛰는 게 더 안전하다.

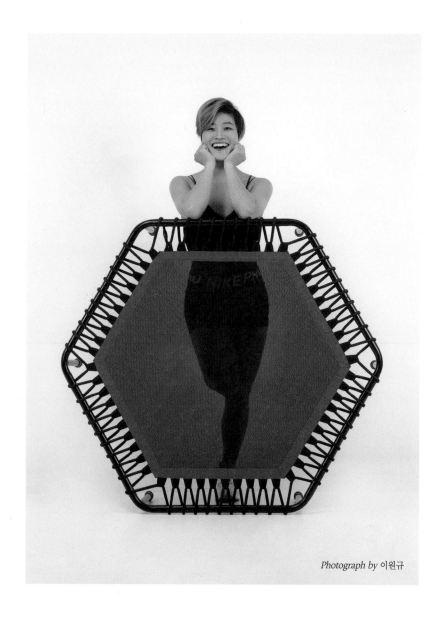

Photograph by 이원규

조깅 싱글(Jogging Single)

① 오른발을 올려준다.

② 왼손을 앞으로 내밀고, 오른손은 오른쪽 골반을 스친다.

③ 왼발은 제자리에서 점프한다.

④ 다리를 교차하면서 왼발을 들어준다.

⑤ 팔도 교차해서 오른손을 앞으로 내밀고, 왼손은 골반을 스친다.

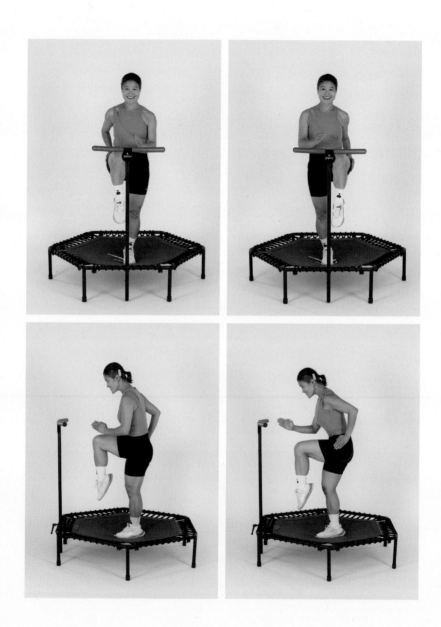

조깅 오픈(Jogging Open)

① 오른쪽 다리를 벌려 들어준다.

② 왼손은 앞으로 내밀고, 오른손은 골반을 스쳐준다.

③ 왼쪽 다리는 제자리에서 점프한다.

④ 다리를 교차해 왼쪽 다리를 벌려 들어준다.

⑤ 이때, 오른손을 내밀고 왼손은 골반을 스쳐준다.

⑥ 오른쪽 다리는 제자리에서 점프한다.

주의사항

같은 손 같은 발이 들리지 않도록 주의한다. 바닥에서 뛰는 같은 조깅인데도 트램펄린 위에서는 그렇게 뛰시는 분들이 생각보다 많다. 누차 말하지만 같은 손, 같은 발 NO!

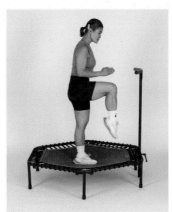

◀ 조깅 나쁜 예

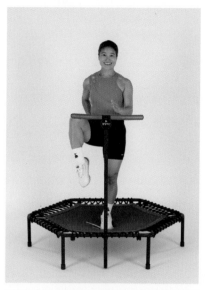

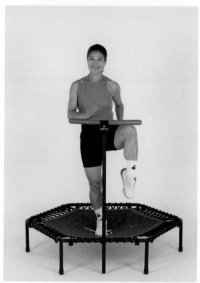

03

힐
(Heel)

힐(Heel)은 '발뒤꿈치'라는 뜻처럼, 뒤꿈치를 찍고 돌아오면서 점프하는 동작을 말한다.

힐 스텝 종류

- 힐 프런트(Heel Front)
- 힐 오픈(Heel Open)
- 힐 크로스(Heel Cross)
- 사이드 힐(Side Heel)

T·I·P 모든 힐 동작에는 더블이 있다. 예를 들어, 힐 프런트 같은 경우, 1번 찍고 돌아와 양발을 모아 같이 점프한 후, 같은 발을 다시 찍고 돌아와 1번 더 점프해주는 방식이다. 총 2번 왔다 갔다 하는 셈이다.

효능

힐 동작은 발뒤꿈치를 찍고, 발가락을 위로 들어올리는 동작으로 정강이근육을 자극한다. 그리고 대퇴사두근 앞쪽 근육도 약간 수축하면서 요추까지 자극이 나타난다. 즉, 다리 전면근육 자극운동이고, 허리 자세 교정에 좋은 운동이다. 반대로 종아리뒷근육은 이완을 하게 된다. 힐을 하는 다리는 뒤꿈치로 바닥을 찍게 되면, 반대쪽 다리(디딤발)에 힘이 안정되게 골고루 전달되며, 편안한 상태에서 체중을 지지하게 된다.

하늘을 나는 '새'로 비유하면, 비행 후 안전하게 착지하는 동작이라 할 수 있다. 이런 리드미컬한 동작은 근육의 펌프작용과 림프 흐름을 촉진할 수 있는 운동이다.

주의사항 ▶

- 힐 동작에서 뒤꿈치를 찍을 때, 무게중심이 앞으로 쏠리는 것이 아니라, 버티고 있는 나머지 다리와 몸통 중앙에 있어야 한다. 그래야 더블 동작을 할 때도 안전하게 점프할 수 있다.
- 힐 프런트, 오픈, 크로스 동작 시, 정면에서 봤을 때 발바닥이 잘 보여야 한다.

▶▶▶ **힐 동작 배우기**

힐 프런트(Heel Front)

❶ 한쪽 다리를 쭉 뻗어 뒤꿈치를 앞으로 찍는다.

❷ 찍은 다리가 돌아오는 동시에, 양쪽 다리를 모아 점프한다.

❸ 점프한 후, 반대쪽 다리를 뻗어 앞으로 찍어준다.

❹ ②를 반복해준다.

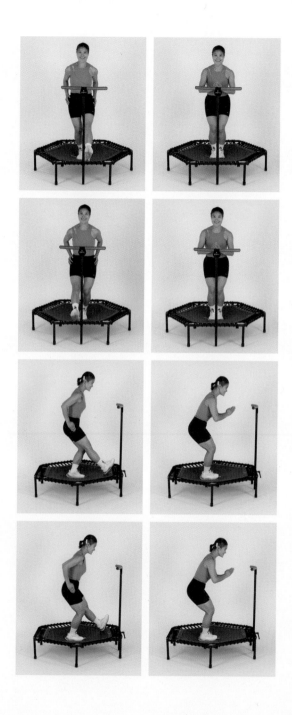

힐 오픈(Heel Open)

① 한쪽 다리를 45도 각도로 뻗어 뒤꿈치를 찍어준다.

② 찍은 다리가 돌아오는 동시에, 양쪽 다리를 모아 점프한다.

③ 점프한 후, 반대쪽 다리도 마찬가지로 45도 각도로 앞으로 뻗어 찍어준다.

④ ②를 반복한다.

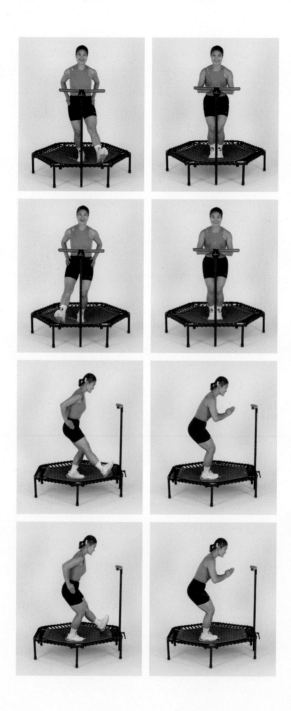

힐 크로스(Heel Cross)

❶ 한 발 뒤꿈치를 사선으로 쭉 뻗어 'X'자 모양으로 크로스해서 찍는다.

❷ 찍은 다리가 돌아오는 동시에, 양쪽 다리를 모아 점프한다.

❸ 점프한 후, 반대쪽 다리도 사선으로 쭉 뻗어 크로스해서 찍는다.

❹ ②를 반복한다.

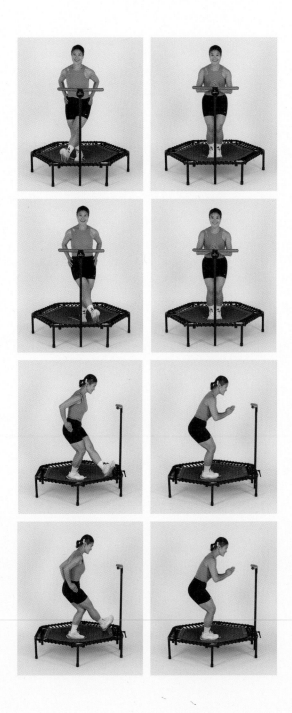

사이드 힐(Side Heel)

① 몸을 오른쪽(왼쪽)으로 틀어준다.

② 틀어준 상태에서, 뒤꿈치를 옆으로 쭉 뻗어 찍어준다.

③ 찍은 다리가 돌아오는 동시에, 양쪽 다리를 모아 점프한다.

④ 몸을 왼쪽(오른쪽)으로 틀어준다.

⑤ ②와 ③을 반복한다.

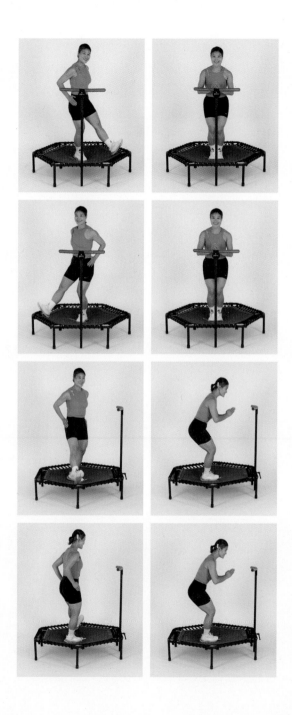

04

힐 세트
(Heel Set)

힐 프런트와 오픈, 크로스, 사이드 힐까지 힐의 모든 동작들을 이용해 단순하고 재미있게 뛸수 있도록 세트로 구성한 동작이다.

효능

이 동작은 다양한 지점으로 발뒤꿈치를 살짝 찍으면서 상체와 골반이 좌우로 회전하면서 복부주변근육에 큰 자극을 준다. 또한 힐을 해주는 다리가 좌우, 크로스를 하면서 무릎 내측과 외측에 균등하게 자극이 들어가 내측·외측인대 강화에 큰 도움이 될 수 있다. 방향전환 후 발바닥근육 또한 균형을 잡기 위해 근육이 크게 힘을 쓴다.

힐 세트(Heel Set) 동작

① 뒤꿈치를 앞으로 뻗어서 '힐 프런트 자세'를 하고 돌아와, 양발을 붙여서 점프한다.

② 반대편도 뒤꿈치를 앞으로 찍고 돌아와, 양발을 붙여서 점프한다.

③ 뒤꿈치를 45도로 뻗어 '힐 오픈 자세'를 한 후, 양발 붙여 점프한다.

④ 반대편도 뒤꿈치를 45도로 오픈해서 찍고 돌아와, 양발 붙여 점프한다.

⑤ 뒤꿈치를 '힐 크로스 자세'로 크로스로 찍은 후 돌아와, 양발 붙여 점프한다.

⑥ 반대편도 크로스해서 뒤꿈치로 찍고 돌아와 양발을 붙여 점프한다.

⑦ 다음은 '사이드 힐 자세'로 몸통을 오른쪽(왼쪽)으로 틀어준다.

⑧ 다리를 옆으로 뻗어, 뒤꿈치를 옆으로 찍어준 후 돌아와 양발 붙여 점프한다.

⑨ 반대편도 동일하게 해준다.

⑩ 힐 프런트 → 힐 오픈 → 힐 크로스 → 사이드 힐 순서대로 빠르게 뒤꿈치로 터치하고, 교차해주며 2번 반복한다.

⑪ 뒤꿈치 터치가 빨라지는 만큼, 집중해서 손동작도 같이 해준다.

주의사항

힐 세트 동작 시, 방향전환을 할 때마다 뒤꿈치를 가볍게 터치하듯이 찍어주도록 한다.

무게중심은 가운데에 있는 나머지 한 발에 두어 안전하게 점프한다.

힐 세트(Heel Set)

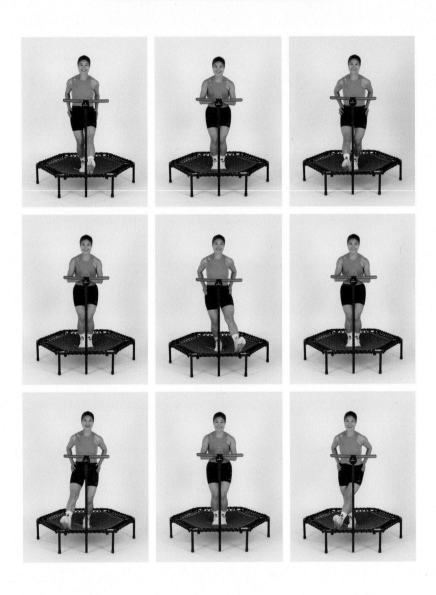

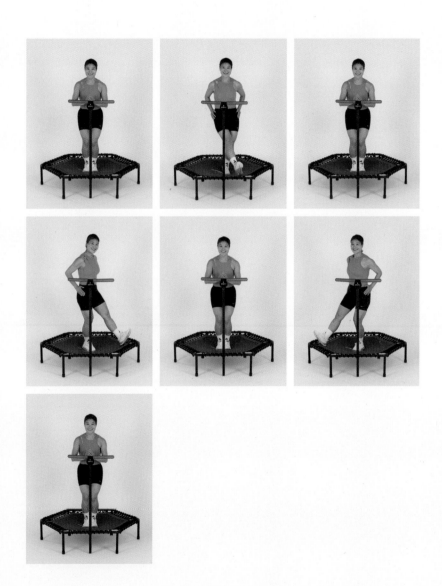

05

토
(Toe)

'발가락'이라는 뜻의 'Toe'는 엄지발가락을 사용해서 하는 점핑 동작이다. 점핑머신의 모든 동작 중에서 가장 우아하면서, 스텝의 종류가 많다. 저강도 동작이지만, 이 스텝 하나만 제대로 익혀서 사용하면, 노래 한 곡은 금방 끝나버리는 '시간 순삭 스텝'이다.

토(Toe) 스텝 종류

– 프런트 토(Front Toe)

– 오픈 토(Open Toe)

– 크로스 토(Cross Toe)

– 사이드 토(Side Toe)

– 백토(Back Toe)

T·I·P 토 스텝에는 2번씩 왔다 갔다 하는 더블 스텝이 있다. 예를 들어 '프

런트 토 더블'이면 앞으로 엄지발가락으로 터치한 후, 점프하며 돌아왔다 다시 가서 터치하고 돌아오는 방식이다. 더블은 모든 스텝에 적용이 된다.

효능

발등을 펴면서 발목 주변 혈관과 관절에 좋은 자극이 가며, 종아리 뒤쪽 근육의 수축이 강하게 발생한다. 발등을 많이 펼수록 종아리 앞쪽 근육에 큰 이완효과가 나타난다. 힐 동작과 반대로 근육이 움직인다. 종아리근육이 강화되면서 림프액 자극에도 큰 효과가 있다. 터치하는 발등을 계속 펴면서 다양한 위치로 움직이기 때문에 해당 다리 고관절 가동성 향상 운동에 굉장히 좋다. 걷기가 불편한 분들은 트램펄린 위에서 점프하지 않고도 토 동작으로 연습해주면 올바른 걷기에 큰 도움이 될 것이다.

주의사항

엄지발가락으로 '터치'만 하고 돌아와야 한다. 무의식적으로 발가락에 힘을 많이 줘 무리하게 찍으면서 점프하는 경우가 있는데, 쓸데없는 곳에 힘쓰지 말자. 발가락만 아프다. '그냥 가볍게 터치하고 점프하기'를 기억하자!

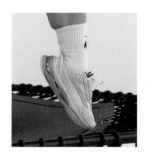

▶▶▶ **토 동작 배우기**

프런트 토(Front Toe)

① 엄지발가락을 세워서(Foin) 아래로 향하게 한다.

② 아래로 향한 엄지발가락은 무릎을 살짝 들어준다.

③ 앞으로 쭉 뻗어 터치하듯이 찍고 돌아온다.

④ 찍고 온 다리를 양발로 모아, 가운데에서 점프한다.

⑤ 반대쪽 다리도 동일하게 진행한다.

💡 **T·I·P**

토 자세를 하고 돌아와, 점프할 때는 발바닥 전체로 점프한다.

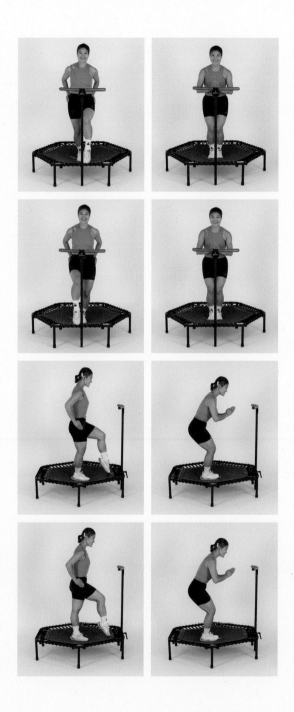

오픈 토(Open Toe)

① 엄지발가락을 세워서(Foin) 아래로 향하게 한다.

② 아래로 향한 엄지발가락을 무릎을 벌려서 살짝 들어준다.

③ 45도 각도로 쭉 뻗어 터치하듯이 찍는다

④ 찍고 온 다리를 양발로 모아, 가운데에서 점프한다.

⑤ 반대쪽 다리도 동일하게 진행한다.

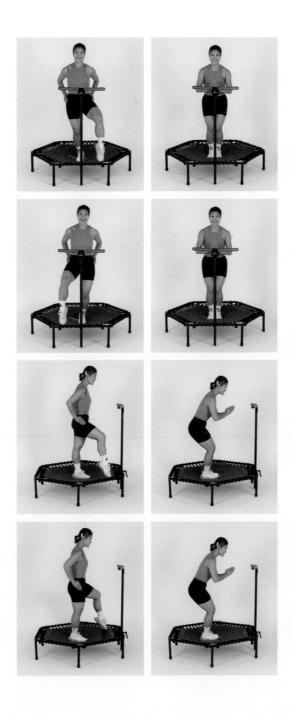

크로스 토(Cross Toe)

① 엄지발가락을 세워서(Foin) 아래로 향하게 한다.

② 한쪽 무릎을 들고, 몸을 살짝만 틀어 골반을 틀어준다.

③ 골반을 틀어준 상태에서, 엄지발가락을 크로스해서 찍어준다.

④ 찍고 온 다리를 양발로 모아, 가운데에서 점프한다.

⑤ 반대쪽 다리도 동일하게 진행한다.

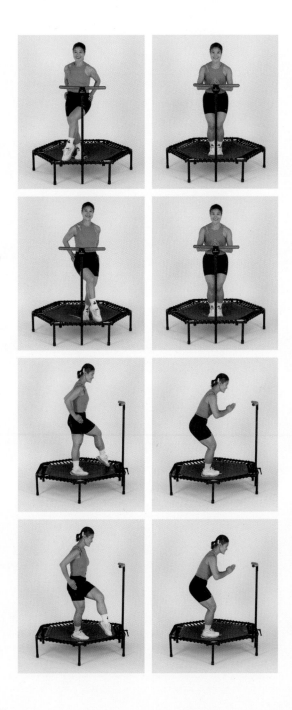

사이드 토(Side Toe)

① 엄지발가락을 세워서(Foin) 아래로 향하게 한다.

② 한쪽 다리를 옆으로 뻗어 엄지발가락으로 터치하듯이 찍는다.

③ 찍고 온 다리를 양발로 모아, 가운데에서 점프한다.

④ 반대쪽 다리도 동일하게 진행한다.

♀ T·I·P

②자세를 할 때, 옆으로 너무 많이 뻗지 않고, 어깨너비의 반 정도만 뻗어준다. 무게중심은 가운데에 있다. 발가락에 있지 않다!

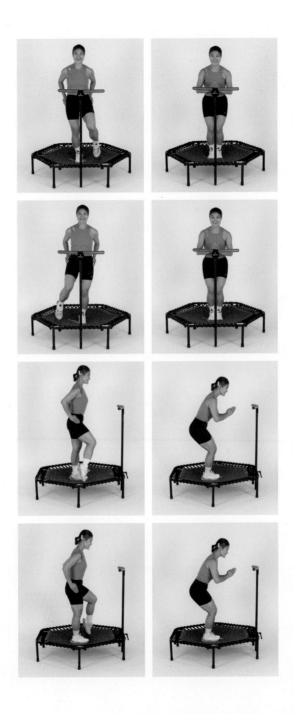

백 토(Back Toe)

① 엄지발가락을 세워서(Foin) 아래로 향하게 한다.

② 엄지발가락을 뒤로 터치하듯, 찍어준다.

③ 찍고 온 다리를 양발로 모아, 가운데에서 점프한다.

④ 반대쪽 다리도 동일하게 진행한다.

💡 T·I·P

백 토 자세는 상체를 (살짝) 숙여주면서 점프한다.

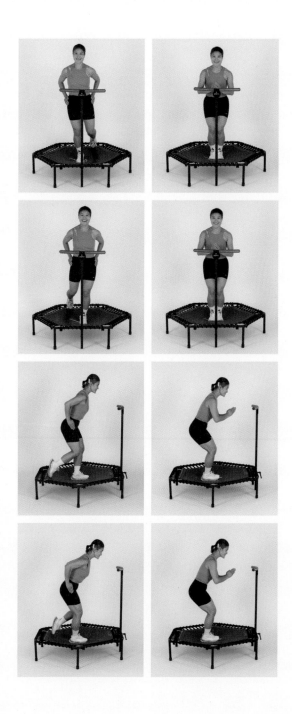

06

토 세트
(Toe Set)

스텝 '토(Toe)'의 모든 동작을 세트로 구성한 점핑머신 동작이다. 토 스텝을 개별적으로 한 동작씩 사용해도 좋지만, 토 세트는 다음 동작을 생각하면서 뛰어야 되기 때문에 두뇌 발달과 활성화, 재미와 집중력을 모두 한 방에 완벽하게 잡아주는 '퍼펙트 스텝'이다.

토 세트(Toe Set) 동작

① 엄지발가락을 아래로 뻗어 앞으로 터치한 후 '프런트 토' 자세를 한다.

② 반대쪽도 동일하게 진행한다.

③ 엄지발가락을 아래로 뻗어, 무릎을 오픈한 상태에서 '오픈 토' 자세를 한다.

④ 반대쪽도 동일하게 진행한다.

⑤ 엄지발가락을 아래로 뻗어, 무릎을 든 상태에서 '크로스 토' 자세를 한다.

⑥ 반대쪽도 동일하게 진행한다.

⑦ 엄지발가락을 옆으로 뻗어, 터치한 후 '사이드 토' 자세를 한다.

⑧ 반대쪽도 동일하게 진행한다.

⑨ 다리를 옆으로 어깨너비의 반 정도로 벌려, 엄지발가락을 든 상태에서 앞, 뒤, 앞을 순서대로 터치한다.

⑩ 양발로 가운데에서 점프하는 동시에, 손뼉을 한 번 친다(반대편도 동일하게 진행).

⑪ 상체를 숙인 상태에서, 엄지발가락을 뒤로 뻗어 '백 토' 자세로 총 4번 터치하고 돌아와 양발로 점프한다.

효능

토 세트의 장점은 발끝을 앞, 뒤, 사이드, 크로스 다양한 방향으로 움직이며, 무릎과 고관절 움직임 향상에 크게 도움이 되는 '종합선물세트' 같은 동작이다. 또한 다양한 발 스텝에 맞게 팔 스윙도 해야 하는 기본적인 운동협응력 향상에 도움이 된다. 즉, 전신 움직임에 기본이 되는 세트 운동이면서 전신 유산소성 능력이 향상된다.

주의사항

동작이 가장 많다 보니 순서가 헷갈리지 않도록 유의하자!

▶▶▶ 토 세트 동작 배우기

토 세트(Toe Set)

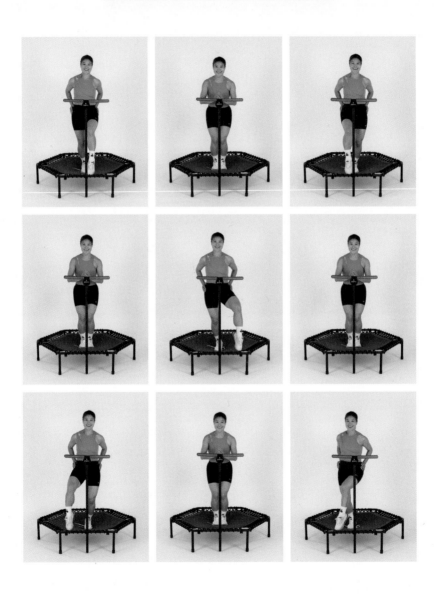

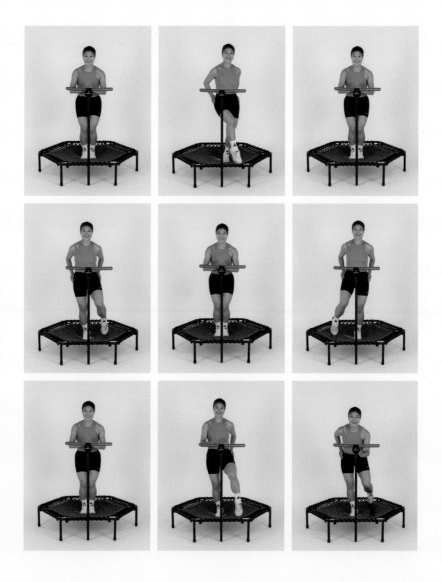

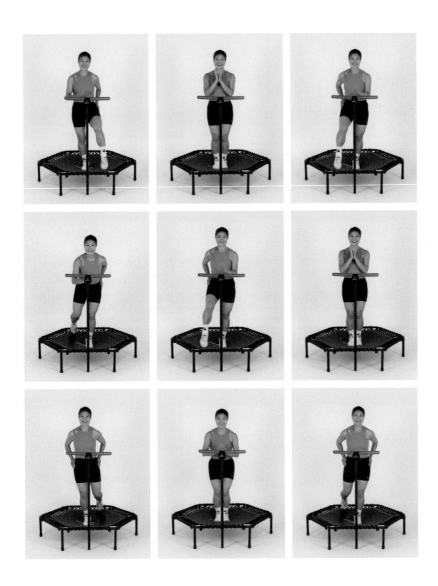

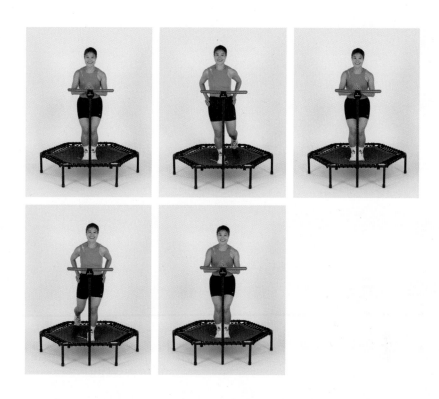

07

힐토
(Heel Toe)

'힐(Heel)', 발뒤꿈치와 '토(Toe)', 발가락의 합성어인 동작이다. 한쪽 다리가 힐 자세이면, 다른 한쪽 다리는 토 자세로 서로 교차하면서 한다.

힐토 스텝 종류

- 힐토 오픈(Heel Toe Open)
- 힐토 오픈 더블(Heel Toe Open Double)
- 힐토 모아서(Heel Toe Close)
- 힐토 모아서 더블(Heel Toe Close Double)

T·I·P 힐토 더블 동작은 제자리에서(오픈하거나, 모은 상태에서) 2번씩 반복해 주면 된다.

효능

발목 동작의 종합판(신전/굴곡)이며, 즉 종아리근육 펌핑, 순환운동이다. 종아리 신진대사를 활발하게 하고 혈액순환 향상에 큰 효과가 있는 동작이다. 좌우 발가락에 협응력이 필요하다.

주의사항

힐토 동작 시, 상체를 좌우로 심하게 틀어서 동작하는 사람들이 있다. 기본자세는 몸통은 정면을 향하며, 같은 손, 같은 발이 움직이지 않도록 주의하자.

▶▶▶ 힐토 동작 배우기

힐토 오픈(Heel Toe Open)

❶ 다리를 어깨너비, 골반 넓이로 벌려준다.

❷ 벌려준 상태에서, 오른쪽 다리는 뒤꿈치를 들어 엄지발가락으로 매트를 눌러준다.

❸ 무게중심은 왼쪽으로 둔다.

❹ 동시에 왼쪽 다리는 발가락 앞꿈치를 살짝 들어, 뒤꿈치로 매트를 눌러준다.

❺ 무게중심을 오른쪽으로 바꿔주면서, 반대편도 동일하게 진행한다.

💡 T·I·P
무게중심을 계속 바꾸면서 해야 하니, 중심을 잃지 않도록 한다. 앞꿈치는 과하게 들리지 않도록 한다.

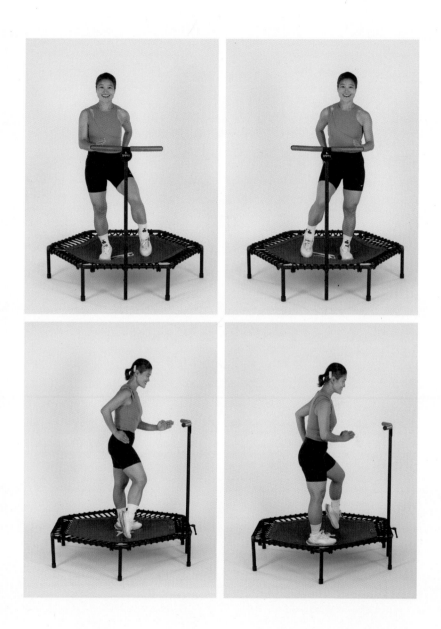

힐토 모아서(Heel Toe Close)

① 다리를 모아서 붙여준다(엄지발가락, 뒤꿈치 안쪽 모두 붙여준다).

② 오른쪽 다리는 뒤꿈치를 들어 엄지발가락으로 매트를 눌러준다.

③ 무게중심은 왼쪽으로 둔다.

④ 동시에 왼쪽 다리는 발가락 앞꿈치를 살짝 들어, 뒤꿈치로 매트를 살짝 눌러
   준다.

⑤ 무게중심을 오른쪽으로 바꿔주면서, 반대편도 동일하게 진행한다.

💡 T·I·P

다리를 붙인 상태에서 하는 동작이다 보니, 무게중심 잡기가 더 힘들다. 그렇기 때문에
상체가 심하게 흔들리지 않도록, 상체를 안정적으로 숙여서 진행한다.

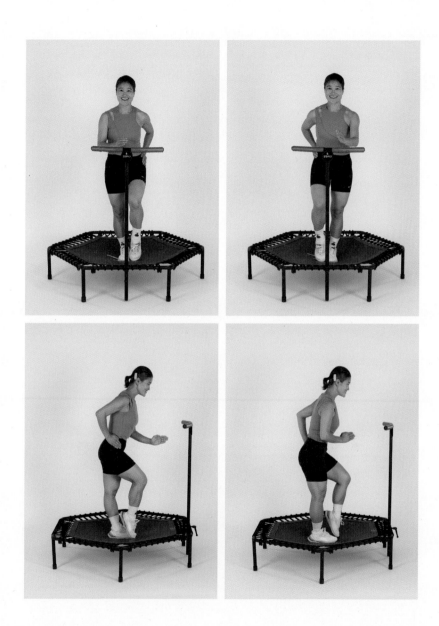

08

킥
(Kick)

킥(Kick)은 '(발로) 차다'라는 뜻으로, 한 발로 버티는 동시에 빠르게 다른 한 발로 바꿔주면서 '킥'하는 동작이다. 간단하면서도 의외로 어려워하는 동작이기도 하다.

킥 스텝 종류

- 킥 싱글(Kick Single) : 다리를 교차하면서 한 발씩 킥하는 동작
- 킥 더블(Kick Double) : 한쪽 다리로 2번씩 킥하는 동작
- 킥 포(Kick Four) : 한쪽 다리로 4번씩 킥하는 동작
- 킥 에잇(Kick Eight) : 한쪽 다리로 8번씩 킥하는 동작
- 백 킥(Back Kick) : 상체를 숙여 발을 뒤로 차면서 뛰는 동작
- 백 킥 더블(Back Kick Double) : 발을 뒤로 찬 상태에서 2박자씩 나누어 뛰는 동작

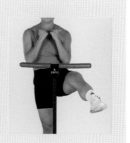

효능

무릎을 늘여서 펼치는 동작으로 무릎 가동성 범위 확대 그리고 대퇴
사두근 강화, 반대쪽 다리는 킥 동작 시 디딤발의 무게에 부하가 크게
걸렸기 때문에 밸런스운동과 하체근육운동으로 아주 좋은 운동이다.
또한 킥을 올리면서 상체가 뒤로 젖혀지지 않기 위해서 상체를 숙여 버
티기 때문에 허리를 강화하는 운동효과가 있다. 허리가 좋지 않은 사람
들은 조깅에서 설명했듯이 다리를 너무 높게 차지 않도록 하며 4번, 8
번 킥하는 것은 자제하고 싱글이나 더블로 조절해서 뛰어주는 게 좋다.

주의사항 ▶

킥을 하는 횟수가 늘어날수록, 무리가 가지 않도록 한다. 고관절
이 유연하지 않거나, 허리가 안 좋으신 분들은 다리를 너무 높게 올
리거나, 상체가 고정된 상태로 뛰면 고관절과 요추 간의 간격이 좁
아서 통증을 유발할 수 있으니, 너무 높게 차지 않는다. 양손은 편하
게 움직이며, 상체를 걸레 짜듯이 힘을 빼고 좌우로 비틀어주자. 그
래야 뱃살도 빠진다.

▶▶▶ 킥 동작 배우기

킥 싱글(Kick Single)

① 상체를 살짝 숙여준다.

② 오른쪽 다리를 중간 정도 들어 킥을 찬다.

③ 왼손을 앞으로 내밀고, 오른손은 골반을 스친다.

④ 이때, 반대쪽 왼쪽 다리는 제자리에서 점프한다.

⑤ 오른쪽 다리가 내려오는 동시에, 왼쪽 다리를 들어 킥을 찬다.

⑥ 이때, 오른손을 내밀고 왼손은 골반을 스친다.

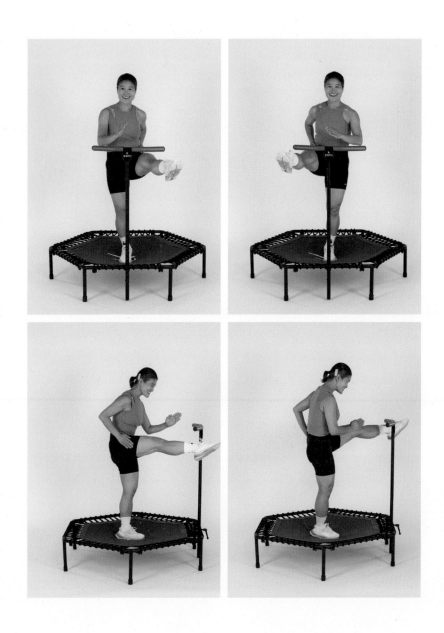

백 킥(Back Kick)

① 상체를 앞으로 살짝 숙여준다.

② 오른쪽 무릎을 뒤로 접는다

③ 이때 왼손을 앞으로 내밀고 오른손은 골반을 스친다.

④ 왼발은 제자리에서 점프한다.

⑤ 다리를 교차해 왼쪽 무릎을 뒤로 접는다.

⑥ 오른손을 앞으로 내밀고 왼손은 골반을 스친다.

⑦ 오른발은 제자리에서 점프한다.

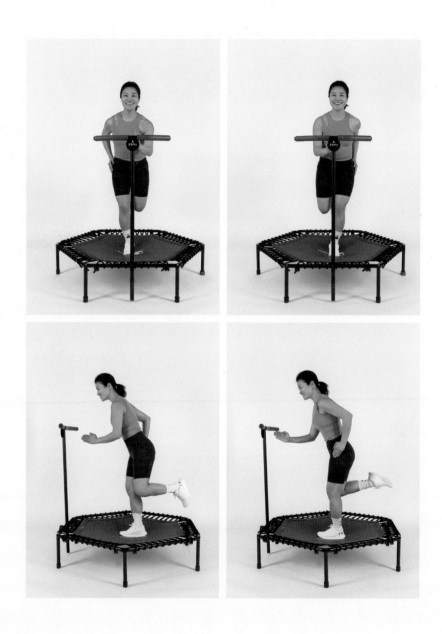

09

무브
(Move)

'무브(Move)'는 '(몸을) 움직이다, 움직이게 하다, 옮기다'라는 뜻으로, 트램펄린 안에서 좌우로 자유롭게 움직여주는 동작이다. 무브 동작은 호불호가 없다. 즐기면서 쉽게 따라할 수 있어 모든 사람이 사랑하는 동작이다. 'MOVE = LOVE'다.

무브 스텝 종류

– 무브 싱글(Move Single)
– 무브 더블(Move Double)

🔹 **T·I·P** 무브 더블은 싱글 동작을 2번 반복하면 된다. 싱글이 좌우로 한 번씩 왔다 갔다 이동해주는 거라면, 더블은 갔다가 돌아와서, 다시 가는 동작이다.

효능

꽃게처럼 어느 한 방향으로 움직일 때 먼저 옆으로 움직인 다리 외측 부분에 근육강화가 크게 나타난다. 좌우 번갈아서 운동하면 측면 고관절 움직임이 향상된다. 고관절이 굳은 분들께 추천하는 좋은 운동이다.

주의사항

- 좌우로 이동할 때, 너무 많이 가지 않도록 유의한다.
- 이동 시, 발뒤꿈치가 떠 있지 않고 기본동작은 발바닥 전체를 누르면서 뛰도록 하자.

▶▶▶ 무브 동작 배우기

무브 싱글(Move Single)

❶ 오른쪽 다리를 옆으로 한 발짝 가면서, 오른쪽으로 이동한다.

❷ 옆으로 갈 때, 동시에 양손은 골반을 스쳐준다.

❸ 이때, 무게중심을 오른쪽으로 둔다.

❹ 왼쪽 다리를 오른쪽 다리 옆으로 붙여준다(양손은 가슴 앞으로 모아준다).

❺ 반대쪽도 동일하게 진행한다.

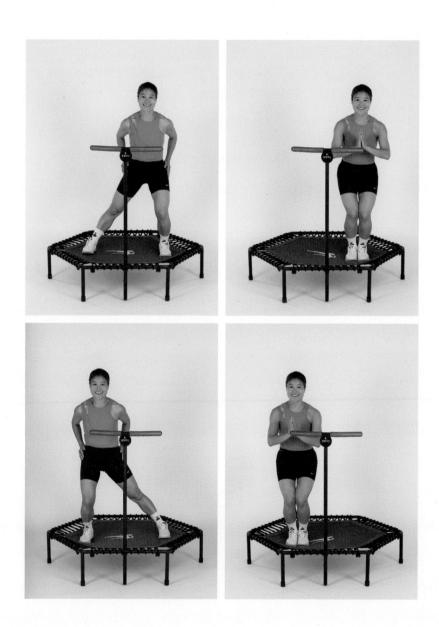

10

니업
(Knee Up)

니업(Knee Up)은 '무릎을 올리다'라는 동작으로, 회원님들에게는 종종 이렇게 말씀드린다. "니 무릎을 업하세요."

니업 스텝 종류

– 니업 싱글(Knee Up Single)
– 니업 더블(Knee Up Double)
– 니업 오픈(Knee Up Open)
– 니업 오픈 더블(Knee Up Open Double)

T·I·P 니업 더블은 한쪽 다리를 들어준 후 내려서 점프를 하고, 동일한 다리를 한 번 더 들고 내려서 점프해주면 된다(동일한 다리를 2번 올렸다 내렸다 하는 동작이다).

효능

제자리에서 무릎을 들어 올리면서 점프하는 것은 쉽지가 않다. 니 업 동작은 하체근육과 상체의 복근 강화에 특별히 도움이 된다. 특히, 고관절을 접는 동작으로 앞쪽 허벅지근육 강화에 크게 도움이 된다. 무릎을 접어 올려 점프함으로써 반대쪽 다리에 약간 강도 있는 체중, 부하가 가해지고 제자리에서 무릎을 들어 올리면서 하기 때문에 달리기 효과도 있어 중강도 하체 근육운동이라고 할 수 있다.

주의사항 ▶

- 다리를 들어줄 때, 너무 높게 들지 않도록 유의한다. 들어주는 동시에 반대쪽 남은 다리는 점프를 해준다.
- 한쪽 다리로 버텨야 되기 때문에 무릎은 살짝 굽혀서 점프해주는 것이 좋다. 부드럽게 해야 하는 동작이다.

▶▶▶ 니업 동작 배우기

니업 싱글(Knee Up Single)

❶ 한쪽 다리를 ㄱ자 모양으로 무릎을 들어준다.

❷ 양손은 골반을 스친다.

❸ 남은 한 다리는 제자리에서 점프한다.

❹ ①의 다리를 내리면서 양쪽 다리를 모아서 점프한다(양손은 가슴 앞으로 모아준다).

❺ 반대쪽도 동일하게 반복한다.

♀ T·I·P

니업 더블은 한쪽 다리를 들어준 후 내려서 점프를 하고, 동일한 다리를 한 번 더 들었다 내려서 점프 해주면 된다(동일한 다리를 2번 올렸다 내리는 동작이다).

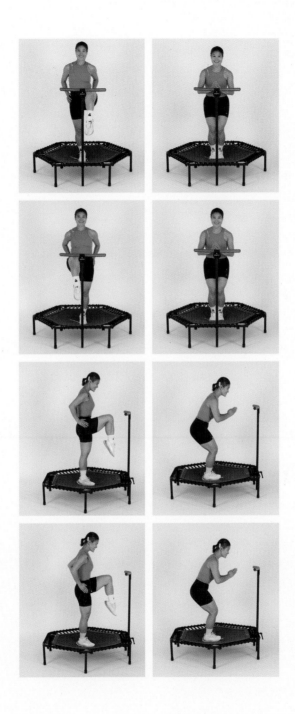

니업 오픈(Knee Up Open)

① 다리 한쪽 무릎을 ㄱ자로 들어 옆으로 벌려준다.

② 양손은 골반을 스친다.

③ 남은 한 다리는 제자리에서 점프한다.

④ ①의 다리를 내리면서 양쪽 다리를 모아서 점프한다(양손은 가슴 앞으로 모아준다).

⑤ 반대쪽도 동일하게 반복한다.

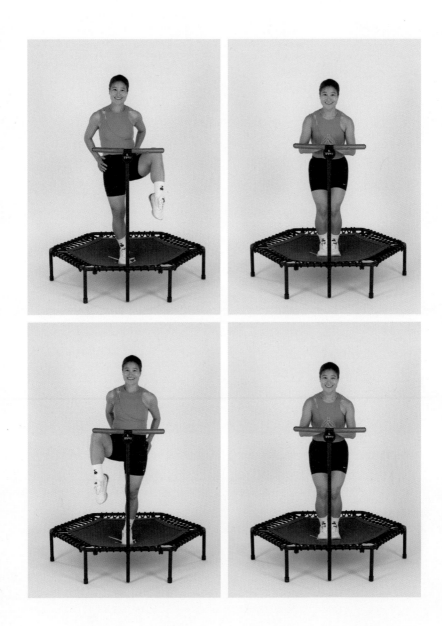

11

레그컬
(Leg Curl)

'무릎 구부리기 운동'이라고 하는 레그컬(Leg Curl) 동작은 무릎 관절 하나만 사용해 뒤로 접어주면서 점프하는 것이다. 누구나 쉽게 따라 할 수 있는 단순한 동작이다.

레그컬 스텝 종류

- 레그컬 싱글(Leg Curl Single)
- 레그컬 더블(Leg Curl Double)
- 레그컬 모아서(Leg Curl Close)
- 레그컬 모아서 더블(Leg Curl Close Double)

💡 **T·I·P** 레그컬 동작 시, '발뒤꿈치로 엉덩이를 찬다'라는 상상을 하면서 동작을 한다.

효능

레그컬은 무릎을 완전히 굽히는(굴곡) 동작으로 주로 허벅지 뒤쪽에 있는 햄스트링을 강화해주는 운동이다. 그렇기 때문에 허벅지 뒤쪽 근육을 강화해주는 것은 물론, 균형 잡힌 하체를 만들어주고, 무릎 움직임 향상과 안정성 증가에 큰 도움을 준다. 햄스트링을 잘 단련 시켜주면, 걷기운동 수행 능력이 향상되며 하체 전반의 힘을 키우는 데 도움이 된다.

주의사항

'발 뒤꿈치로 엉덩이를 찬다'라고 상상하면서 동작을 한다.

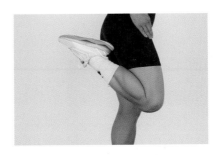

▶▶▶ **레그컬 동작 배우기**

레그컬 싱글(Leg Curl Single)

① 다리를 어깨너비로 벌려준다.

② 양손은 가슴 앞으로 쭉 뻗어준다. 손바닥은 천장을 향한다.

③ 오른쪽 다리를 뒤로 접는다.

④ 이때 팔꿈치도 뒤로 당겨 두 손을 골반에 걸쳐준다.

⑤ 왼쪽 다리는 제자리에서 점프한다.

⑥ ①의 다리를 내리는 동시에, 다리 벌린 상태로 점프한다(두 손은 가슴 앞으로 뻗어 준다).

⑦ 반대쪽도 동일하게 진행한다.

♀ T·I·P
팔꿈치를 뒤로 접어, 두손이 골반을 스칠 때, 양손의 손등은 천장을 향한다.

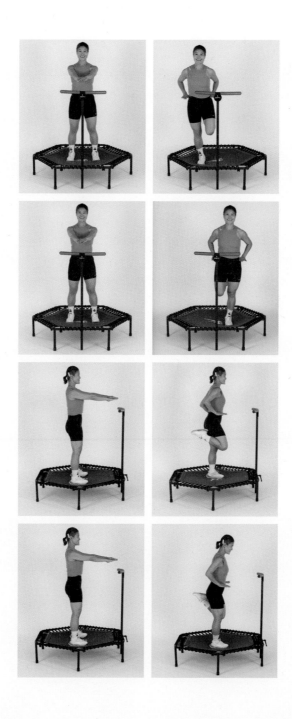

레그컬 모아서(Leg Curl Close)

① 두 다리를 붙여서 모아준다.

② 양손은 가슴 앞으로 쭉 뻗어준다.

③ 오른쪽 다리를 뒤로 접으며, 팔꿈치를 뒤로 보내 두 손은 골반에 걸쳐놓는다.

④ 왼쪽 다리는 제자리에서 점프한다.

⑤ ①의 다리를 내리는 동시에, 다리를 모아서 점프한다(두 손은 가슴 앞으로 뻗어준다).

⑥ 반대쪽도 동일하게 진행한다.

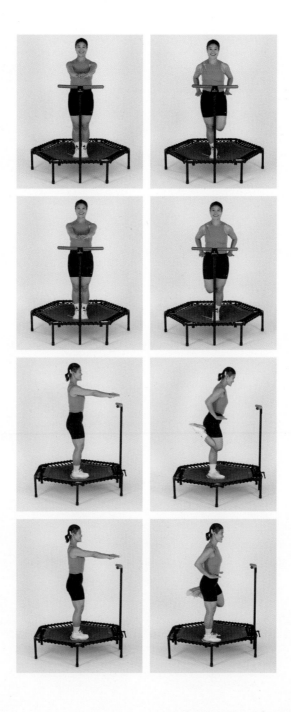

12

점핑잭
(Jumping Jack)

차렷 자세에서 양팔과 양다리를 벌려서 뛰는 '제자리 팔벌려뛰기' 동작이다. 가장 익숙한 동작으로 단순하면서 동시에, 근력과 체지방을 한 방에 잡아주는 최고의 전신운동이다.

점핑잭 스텝 종류

– 점핑잭(Jumping Jack)

🔎 **T·I·P** 저강도 동작으로 하나만 있다.

효능

누구나 쉽게 따라 할 수 있는 간편한 동작이지만, 생각보다 꽤 높은 강도의 운동이다. 전신을 움직여 평소 사용하지 않는 몸의 근육들을 골고루 자극해주어, 전신 근력 향상에도 도움이 된다. 또한 기초 심폐지구력 향상뿐만 아니라 양팔과 양다리를 오픈시켜줌으로써 나머진 몸통강화에 특효인 동작이다. 척추를 단단히 세워주고, 척추디스크에 일정한 압력을 주는 척추운동이기도 하다. 기본심폐체력과 척추디스크를 강화해주는 효과도 있다.

주의사항 ▶

- 양팔을 위로 뻗을 때, 양손은 위에서 모아준다(머리 위에 'OK' 수신호를 주듯이 양손은 동그랗게 만들어준다).
- 저강도 동작이기 때문에 가볍게 뛰어준다. 가볍게 뛰어도 땀이 나는 동작이다. 무리하지 말자.

▶▶▶ 점핑잭 동작 배우기

점핑잭(Jumping Jack)

① 편안한 자세로 다리를 모아서 시작한다.

② 다리를 점프하면서 어깨너비로 벌려준다.

③ 벌려주는 동시에 양팔은 위로 뻗어 양손을 모은다.

④ 점프해서 양쪽 다리를 모아준다.

⑤ 양손은 아래로 내리면서, 팔꿈치를 허리 옆에서 멈춘다.

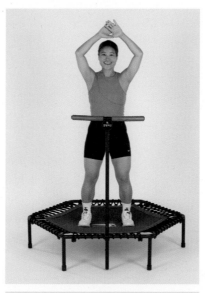

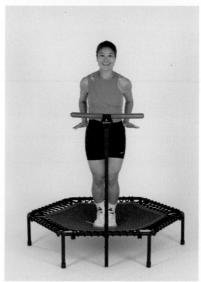

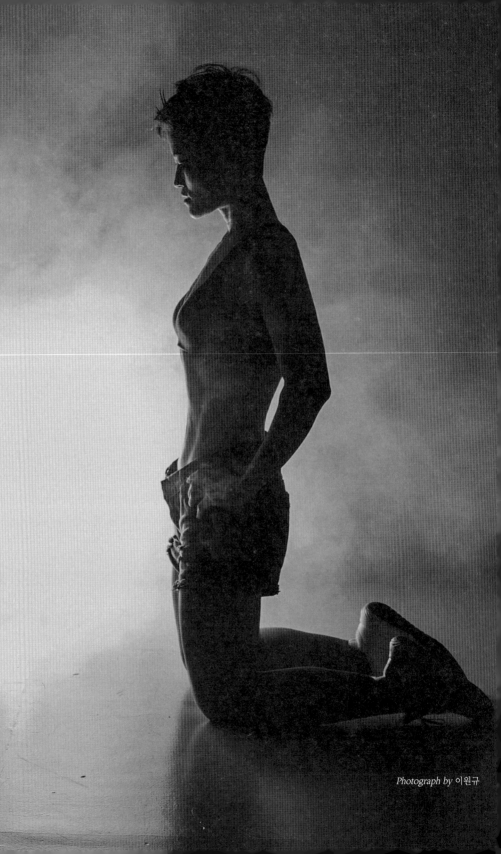

Photograph by 이원규

점핑머신
고강도 스텝

13

머신 세트
(Machine Set)

점핑머신의 고강도 스텝 중에서 가장 종류가 많으며, 저강도와 고강도 조절이 가능해 다양하게 사용할 수 있는 '효자 스텝'이다.

머신 세트 스텝 종류

- 머신 원(Machine One)
- 머신 투(Machine Two)
- 머신 포(Machine Four)
- 머신 에잇(Machine Eight)
- 머신 원 모아서(Machine One Close)
- 머신 투 모아서(Machine Two Close)
- 머신 포 모아서(Machine Four Close)
- 머신 에잇 모아서(Machine Eight Close)

T·I·P 머신 원은 오른발 왼발 각각 제자리에서 한 번씩, 머신 투는 각 2번 씩, 머신 포는 각 4번씩, 그리고 머신 에잇은 각 8번씩 올렸다가 내려주면 된다. 머신 모아서도 동일하게 해주면 된다. 단순한 동작이기 때문에 누구나 쉽게 따라 할 수 있다.

효능

머신 세트 운동은 전신 협응력, 몸통회전 강화, 신체 리듬감 학습에 크게 도움이 된다. 특히 팔과 다리를 이용해 회전동작이 집중되면서 내장지방 및 체지방 감소에 매우 중요한 운동이다. 머신 포, 에잇 동작횟수가 증가하면서 유산소능력 향상과 해당 근육들을 집중적으로 자극하는 효과가 있다.

주의사항

- 머신 투부터는 다리를 들었을 때, 2번 모두 같은 높이로 들었다가 내려준다. 숫자가 늘어날수록 집중해서 해준다. 상체는 살짝 숙여준 상태에서 유지해야 하며, 양손은 베이직 자세에서 팔과 동일, 옆구리를 틀어주면서 해야 한다.
- 무릎은 정면을 보면서 진행한다.

▶▶▶ 머신 스텝 동작 배우기

* 머신 투, 포, 에잇은 동일한 동작을 2번, 4번, 8번 반복하는 것이므로, 설명은 머신 원만 한다.

머신 원(Machine One)

① 다리를 어깨너비로 벌려준다.

② 왼쪽 팔꿈치를 접은 상태에서, 상체를 오른쪽으로 살짝만 틀어준다.

③ 오른쪽 팔꿈치는 오른쪽 골반을 스친다.

④ 오른쪽 무릎을 ㄱ자 모양으로 들었다가 내려준다.

⑤ 반대쪽도 동일하게 진행한다.

ⓣ T·I·P

상체는 정면을 보면서, 좌우 박자에 맞춰 살짝 틀어주는 것이 중요하다. 과하게 틀지 않는다. '나는 로봇이다'라는 느낌으로 조금 딱딱하게 동작을 진행해준다.

머신 원 모아서(Machine One Close)

① 두 다리를 붙여서 모아준다.

② 왼쪽 팔꿈치를 접은 상태에서, 상체를 오른쪽으로 살짝만 틀어준다.

③ 오른쪽 팔꿈치는 오른쪽 골반을 스친다.

④ 오른쪽 무릎을 ㄱ자 모양으로 들었다가 내려준다.

⑤ 반대쪽도 동일하게 진행한다.

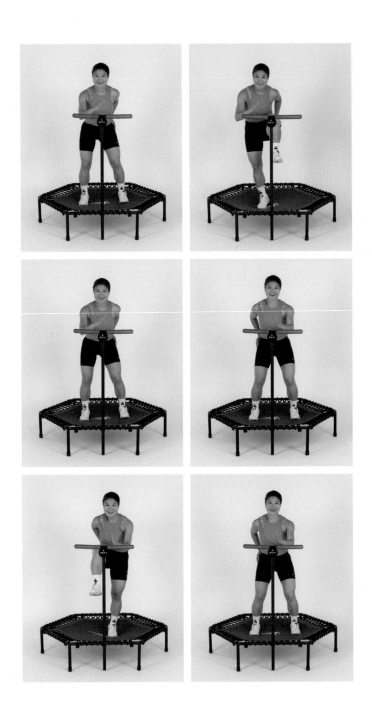

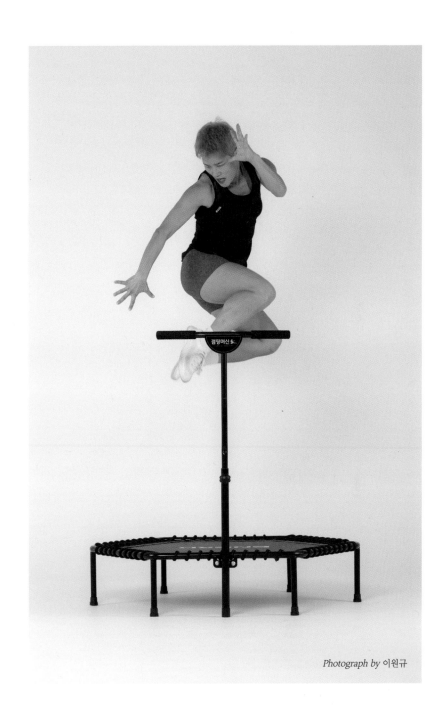

Photograph by 이원규

14

리바운드
(Rebound)

　순간적인 힘을 이용해 점프해서 갔다가 다시 동일한 힘으로 점프해서 돌아오는 저강도, 고강도 모두 가능한 동작이다.

리바운드 스텝 종류

– 리바운드 싱글(Rebound Single)
– 리바운드 더블(Rebound Double)

> **⦿ T·I·P** 리바운드 더블은 벌린 상태에서 2번 점프하고, 모아준 상태에서 2번 점프하면 된다.

효능

리바운드 동작은 고강도의 운동 종합 편(근육, 신경, 균형)으로, 모든 하체근육에 최고 자극이 가해지며, 다시 점프를 해야 하므로 균형성과 리듬감, 즉 고유수용성 감각(Proprioception) 자극에 아주 효과적이다. 근육에 가해지는 자극이 높아서 호흡과 산소공급이 많이 필요하며, 유산소성 체력향상에 크게 도움이 된다.

주의사항

- 양쪽 팔은 옆으로 나란히가 아니라, 45도 각도로 벌려준다.
- 모을 때는 양쪽 손날을 보여준다.

| 나쁜 예 |

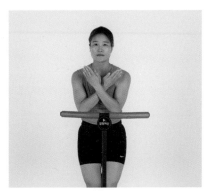
손등을 보여주지 않는다.

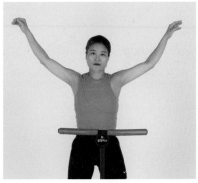
양손을 힘없이 위로 펄럭이지 않는다.

▶▶▶ 리바운드 동작 배우기

* 더블은 동일한 동작을 2번 반복하는 것이므로, 설명은 싱글만 한다.

리바운드 싱글(Rebound Single)

❶ 양쪽 다리를 모아서 시작한다.

❷ 양팔은 45도 각도로 오픈해서 들어준다.

❸ 양손을 든 상태로 점프하면서 다리를 어깨너비로 벌려준다.

❹ 다시 점프하는 동시에, 양팔을 X자로 크로스해 가슴 앞으로 모은다.

❺ 양쪽 다리를 모아준다.

💡 T·I·P

②동작을 할 때는 어깨에 힘이 들어가지 않도록 한다. 팔이 위로 올라가거나 아래로 내려오지 않고, 어깨와 팔이 일직선이 되게 해준다.

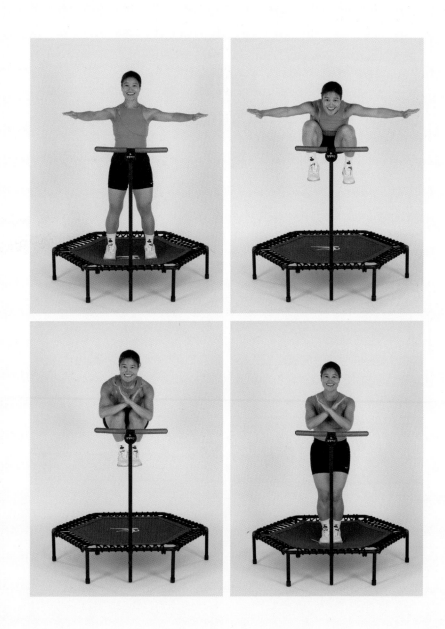

15

사이드
(Side)

말 그대로 사이드, 양 옆으로 점프해서 이동하는 고강도 동작이
다.

사이드 스텝 종류

– 사이드 싱글(Side Single)

– 사이드 더블(Side Double)

💡 **T·I·P** 사이드 더블은 오른쪽으로 이동해서 무릎을 들었다 내렸다를 2번
점프해준 후, 왼쪽으로 이동해서 2번 점프하면 된다.

효능

허벅지와 무릎을 붙여서 옆으로 이동하는 동작이다보니, 허벅지 안쪽 내전근 힘을 키우는 데 도움이 된다. 착지할 때도 허벅지와 무릎을 붙여서 이동하는 것에 집중하다 보면 허벅지 앞쪽과 허벅지 안쪽 그리고 엉덩이가 힙업이 되는 데 도움이 되며, 라인이 예뻐진다. 좌우 점프와 착지가 반복되면서 몸통에서 측면자극이 매우 높으며, 특히 좌우 밸런스능력 또한 크게 향상된다.

주의사항

- 너무 무리해서 옆으로 많이 이동하지 않도록 한다.
- 좌우 이동 시 균형을 잃지 않도록 해야 한다.
- 무조건 상체는 숙인 상태에서, 무릎은 살짝(착지 시에도) 굽혀서 진행한다.
- 힘없이 팔을 뒤로 벌리지 말 것(팔 동작 하나하나에도 집중하면서 동작해야 제대로 운동이 된다).

▶▶▶ 사이드 동작 배우기

* 더블은 동일한 동작을 2번 반복하는 것이므로, 설명은 싱글만 한다.

사이드 싱글(Side Single)

① 다리를 가운데에 모아준다.

② 오른쪽 팔꿈치를 접어준다. 왼손은 골반을 스친다.

③ 무릎을 들어서 오른쪽으로 이동하면서 점프한다.

④ 착지한 후, 반대 팔로 빠르게 교차해 왼쪽 팔꿈치를 접어준다.

⑤ 오른쪽 팔꿈치는 골반을 스친다.

⑥ 무릎을 들어서 왼쪽으로 이동하면서 점프한다.

♀ T·I·P

– 오른쪽 팔꿈치로 왼쪽으로 점프해서 이동할 때는, 왼쪽 팔꿈치를 접어서 더 이상 못 가게 막아준다고 생각하면 된다.

– 핸들바 기준으로 손바닥 한 뼘 정도만 이동해준다.

– 점프해서 사이드로 이동할 때, 허벅지가 벌어져 허벅지로 박수 치는 일이 없도록 한다.

– 허벅지, 무릎, 발목은 처음부터 끝까지 붙여서 점프해준다. 그래야 내전근 힘이 길러진다.

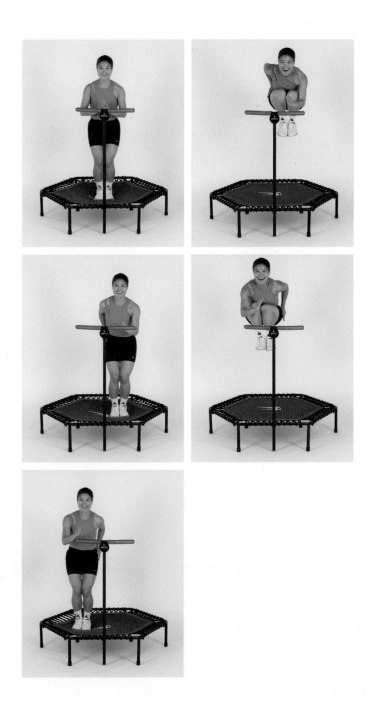

16

크로스머신
(Cross Machine)

크로스머신(Cross Machine)의 '크로스'는 '교차하다'라는 뜻으로, 다리를 크로스해서 점프해주는 점핑머신의 재미있는 동작 중의 하나다. 저강도와 고강도 모두 가능하다.

크로스머신 스텝 종류
- 크로스머신 싱글(Cross Machine Single)
- 크로스머신 더블(Cross Machine Double)

효능

크로스머신은 다리를 교차해 점프하기에 발목-무릎-고관절에 강한 자극이 가해지고, 특히 무릎과 엉덩이근육 강화에 도움이 된다. 교차하면서 점프해주기 때문에 점핑 동작 중에 최고의 밸런스 강화 운동이다. 왜냐하면 점핑할 때 앞발과 뒷발이 일직선으로 일치해야 하기 때문에 점프와 착지의 정확성이 요구되면서 균형성 확보 및 유지에도 엄청나게 효과 있는 동작이다. 이런 균형성이 하체뿐만 아니라 상체 움직임까지 관여해 몸통코어 강화에도 큰 도움이 된다.

주의사항

- 정면으로 봤을 때, 핸들바 기준으로 한 발은 앞에, 한 발은 뒤로 해서 다리를 일자로 라인을 만들어준다.
- 균형을 잃는 경우가 더러 있기 때문에, 안정감 있게 상체는 살짝 숙여주고, 무릎은 조금만 굽혀 있는 상태로 진행해준다.
- 크로스머신 동작을 할 때, 손동작과 함께하기 어려워하시는 분들이 많기 때문에 양손은 허리에 얹고 진행해준다.

▶▶▶ 크로스머신 동작 배우기

크로스머신 싱글(Cross Machine Single)

① 다리를 어깨너비로 벌려준다.

② 양손은 허리에 얹어주고 상체를 숙여준다.

③ 점프하면서 다리를 모아 오른발은 앞에 두고, 왼발은 오른발 뒤꿈치에 일자로 놓는다.

④ 다시 점프하면서, 다리를 어깨너비로 벌려준다.

⑤ 점프하면서 왼발은 앞에 두고, 오른발은 왼발 뒤꿈치에 일자로 놓는다.

⑥ 다시 점프하면서, 다리를 어깨너비로 벌려준다.

💡 T·I·P

끝날 때까지 양손은 허리에 있으며, 상체는 숙여서 진행한다.

크로스머신 더블(Cross Machine Double)

① 다리를 어깨너비로 벌려서 2번 점프한다.

② 점프하면서 다리를 모아 오른발은 앞에 두고, 왼발은 오른발 뒤꿈치에 일자로 놓은 상태에서 2번 점프한다.

③ 다시 점프하면서, 다리를 어깨너비로 벌려 2번 점프한다.

④ 점프하면서 왼발은 앞에 두고, 오른발은 왼발 뒤꿈치에 일자로 놓은 상태에서 2번 점프한다.

⑤ 다시 점프하면서, 다리를 어깨너비로 벌려서 2번 점프한다.

♀ T·I·P
끝날 때까지 양손은 허리에 있으며, 상체는 숙여서 진행한다.

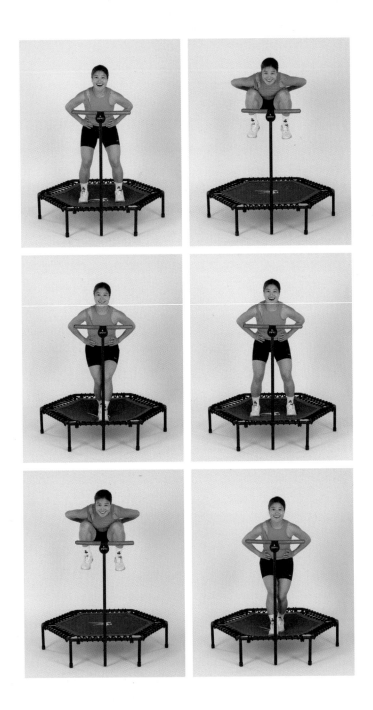

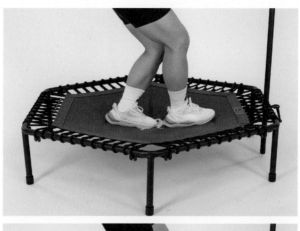

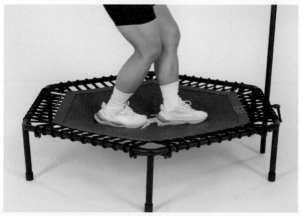

다리는 핸들바와 일자가 되어야 한다.
뒤꿈치는 뜨지 않도록 한다.

17

제트머신
(Z Machine)

다리를 'Z' 모양을 그려주면서 점프하는 동작이다. 저강도와 고강도 모두 가능하다.

제트머신 스텝 종류

– 제트머신 싱글(Z Machine Single)
– 제트머신 더블(Z Machine Double)

효능

제트머신은 무릎과 고관절 주변 근육강화에 도움이 되는 동작이다. 다리를 교차하면서 점프할 때에 강한 압력과 자극을 상체를 숙이면서 제어해야 한다. 강한 상체제어근육이 강화되며, 착지 시 엉덩이근육에 큰 자극이 가해진다. 하체 전체 근육밸런스를 유지하는 능력이 향상되고, 전신의 움직임을 유지와 제어를 해야 하므로 집중력에도 도움이 되는 동작이다.

주의사항

다리는 어깨너비로 벌려서 점프한다. 내전근 힘이 약한 분들은 점프하면서 힘이 빠져 다리가 점점 모아지는 경향이 있다. 제트머신은 오픈해서 점프하는 것만 있다. 모아서 점프하지 않는다.

▶▶▶ 제트머신 동작 배우기

제트머신 싱글(Z Machine Single)

① 다리를 어깨너비로 벌려서 시작한다.

② 왼팔은 팔꿈치를 접는다.

③ 오른팔은 오른쪽 골반을 스친다.

④ 다리를 벌린 상태로 점프하면서 오른발은 앞에 왼발은 뒤에 놓는다.

⑤ 오른팔은 팔꿈치를 접는다.

⑥ 왼팔도 마찬가지로 왼쪽 골반을 스친다.

⑦ 다시 점프하면서 다리를 교차하며 왼발이 앞에 오른발이 뒤에 있다.

♥ T·I·P

– 교차할 때, 같은 손 같은 발이 되지 않도록 유의한다.

– 발바닥 뒤꿈치가 뜨지 않도록, 상체를 숙여서 점프한다.

제트머신 더블(Z Machine Double)

① 다리를 어깨너비로 벌려서 시작한다.

② 왼팔은 팔꿈치를 접는다.

③ 오른팔은 오른쪽 골반을 스친다.

④ 다리를 벌린 상태에서, 오른발은 앞에 왼발은 뒤에 놓은 상태에서 2번 점프한다.

⑤ 오른팔 팔꿈치를 접는다.

⑥ 왼팔은 왼쪽 골반을 스친다.

⑦ 다시 점프하면서 다리를 교차하며 왼발이 앞에 오른발은 뒤에 높은 상태에서 2번 점프한다.

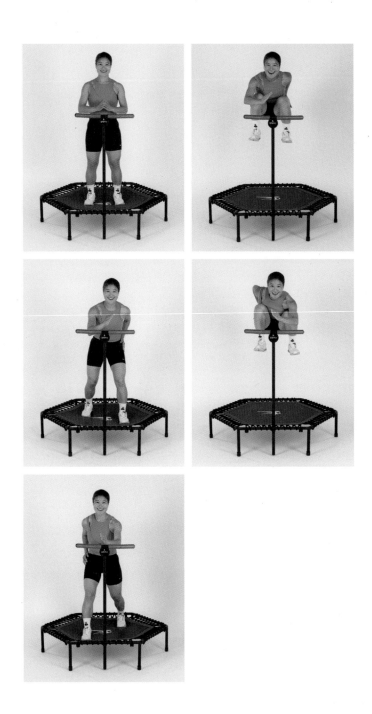

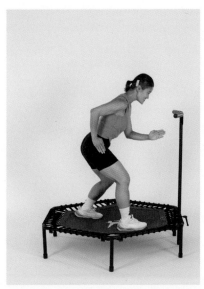

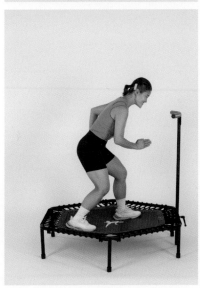

18

로켓머신
(Rocket Machine)

로켓처럼 빠르게 위로 '쓩' 쏘아 올리듯이 점프하면서 트램펄린 위에서 착지하는 점프 스쿼트 동작이다. 점핑머신 기본동작 중에서 유일하게 아래로 누르면서 뛰는 것이 아니라 위로 점프하는 동작이다.

로켓머신 스텝 종류

– 로켓머신(Rocket Machine)

T·I·P 한 동작만 있다. 로켓머신 동작을 한 후, 착지할 때는 모든 고강도의 동작을 함께 사용할 수 있다. 예를 들어 로켓머신 동작 후, 착지하면서 제트머신을 접목할 수 있다.

효능

　로켓머신 동작은 바닥에서 하는 '점프 스쿼트'라고 보면 된다. 스쿼트 운동이 하체에 좋은 것은 익히 알고 있겠지만, 트램펄린 위에서 하는 점프 스쿼트는 발목강화 운동으로도 빠르게 진행되기 때문에 민첩성, 순발력에 크게 도움이 된다. 발목 전체에 강한 힘이 있어야 하고, 척추디스크에도 큰 힘이 자극되어 척추기립근 강화에도 도움이 되는 동작이다.

주의사항

- 상체를 위로 점프해야 한다. 상체를 숙여서 앞으로 점프할 시 튕겨 나갈 수 있다,
- 착지할 때는 상체를 숙여주고, 무릎을 굽혀준다.
- 힘을 빼서 팔이 뒤로 빠지지 않도록 유의한다.
- 본인의 상태에 맞게 점프 강도를 조절하면서 운동한다.

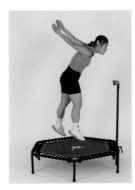

◀ 나쁜 예

▶▶▶ 로켓머신 동작 배우기

로켓머신(Rocket Machine)

❶ 다리를 어깨너비로 벌려준다.

❷ 상체를 살짝 숙여주며, 양손은 기도하듯이 가슴 앞으로 모아준다.

❸ 점프하기 전 손바닥을 펴서 겨드랑이 앞에 올려준다. 손바닥은 바닥을 향한다.

❹ 손바닥을 아래로 세게 밀어주는 동시에 위로 점프한다.

❺ 착지하면서 무릎은 굽혀주고 양손은 가슴 앞으로 모아준다.

♀ T·I·P

④동작을 할 때 양손을 아래로 밀면서 영화 속 '아이언맨'처럼 위로 날아가듯이 점프한다.

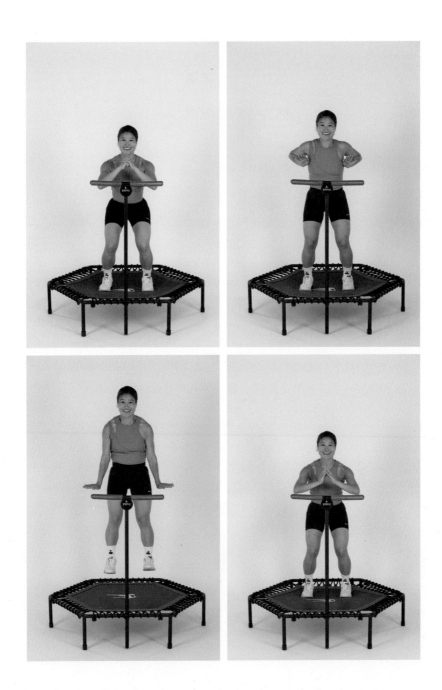

19

프런트백머신
(Front Back Machine)

앞, 뒤로 왔다 갔다 점프해주는 동작이다. 대부분의 점프 동작은 좌우나 위아래로 움직이면서 점프하는 동작들이 많은데. 프런트백은 유일하게 앞과 뒤를 점프할 수 있는 '스페셜한 동작'이다.

프런트백머신 스텝 종류

- 프런트백머신 싱글(Front Back Machine Single)
- 프런트백머신 더블(Front Back Machine Doubel)
- 프런트백머신 싱글 모아서(Front Back Machine Single Close)
- 프런트백머신 더블 모아서(Front Back Machine Double Close)

T·I·P 프런트백머신 싱글과 프런트백머신 더블 모아서는 동일하게 다리만 모아서 진행한다.

효능

보통의 점핑 동작들은 좌우로 점프하거나 앞뒤로 걷듯이 해주는 동작들이 많은데, 프런트백 동작은 점프하는 동시에 무게중심을 앞뒤로 움직인다. 그러므로 균형을 잘 잡기 위해 무릎와 허리에 큰 자극이 강해진다. 특히 착지할 때 무릎을 제어하는 근육이 발달된다. 그리고 자세를 유지하기 위해서 상체 코어근육(복부/허리)와 골반근육에 강화가 된다. 또한 근육의 밸런스 향상에 엄청나게 좋은 동작이다.

주의사항 ▶

- 허리 디스크가 있는 환자인 경우, 저강도로 점프하는 것을 추천한다. 참고로 김혜선은 허리디스크가 있어, 아주 가끔 상체를 숙이는 타이밍이 맞지 않으면 통증이 살짝 올 때가 있다. 절대 무리하지 말 것!
- 처음 시작과 끝은 무조건 상체를 숙이고 점프한다.
- 앞으로 점프할 때는 핸들바에 손이 부딪히지 않도록 양손이 허리에 있어야 하며, 뒤로 점프할 때는 양손을 모아주면 된다.

▶▶▶ 프런트백머신 동작 배우기

프런트백머신 싱글(Front Back Machine Single)

① 다리를 어깨너비로 벌려주고 양손은 가슴 앞으로 모아준다.

② 다리를 벌린 상태에서 앞으로 점프하며 양손은 골반을 스친다.

③ 뒤로 점프하면서 양손을 가슴 앞으로 모아준다.

프런트백머신 더블(Front Back Machine Double)

① 다리를 어깨너비로 벌려주고 양손은 가슴 앞으로 모아준다.

② 다리를 벌린 상태에서 앞으로 2번 점프한다. 양손은 허리에 있다.

③ 뒤로 가면서 뒤로 간 상태에서 2번 점프한다. 양손은 가슴 앞으로 모아준다.

프런트백머신 싱글 모아서(Front Back Machine Single Close)

① 다리를 가운데에서 모아주고, 양손도 가슴 앞으로 모아준다.

② 다리를 붙인 상태에서 앞으로 점프하며 양손을 허리에 둔다.

③ 뒤로 점프하면서 양손을 가슴 앞으로 모아준다.

프런트백머신 더블 모아서(Front Back Machine Double Close)

① 다리를 가운데에서 모아주고, 양손도 가슴 앞으로 모아준다.

② 다리를 붙인 상태에서 앞으로 2번 점프한다. 양손은 허리에 둔다.

③ 뒤로 가면서 뒤로 간 상태에서 2번 점프한다. 양손은 가슴 앞으로 모아준다.

♀ T·I·P

프런트백머신 모든 동작은, ③동작을 할 때는 안전하게 무조건 상체를 숙여준 상태로 점프한다.

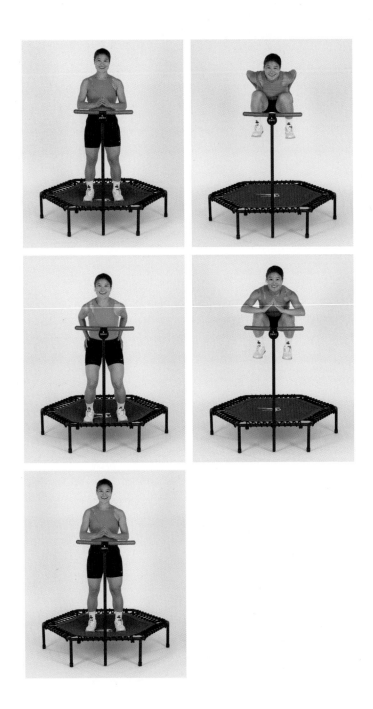

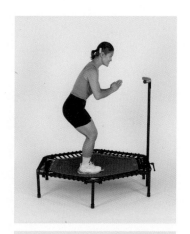

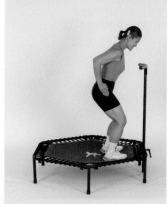

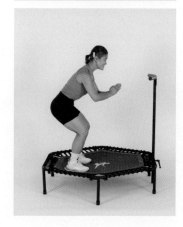

20

페아트
(Pferd)

독일어로 '말'이란 뜻으로 트램펄린 위에서 말처럼 달리듯이 점프하는 동작이다. 노래 박자에 맞춰서 느리게 또는 빠르게 다양한 박자를 가지고 다리를 너무 높게 올리지 않으면서 재미있게 할 수 있는 동작이지만, 계속하다 보면 하체가 얼얼해지는 '매운맛 하체' 운동이다.

페아트 스텝 종류
- 페아트 오픈(Pferd Open)
- 페아트 모아서(Pferd Close)
- 페아트 프런트(Pferd Front)
- 페아트 백(Pferd Back)

효능

페아트 동작은 하체의 근육강화와 더불어 민첩성과 순발력 강화에 도움이 되는 운동이다. 그리고 말을 타듯이 움직이기 때문에 리듬감 유지와 집중력 강화가 요구된다. 지속해서 운동했을 때 지구력 훈련 효과를 키울 수 있으며, 지방감소에 큰 효과가 있다.

주의사항

고강도라고 해서 무릎을 높게 올릴 필요 없다. 페아트 동작은 하체의 힘을 순간적으로 이용해 한 발씩 올렸다 내려주며 점프해주는 동작이기 때문에 높게 뛰지 않아도 칼로리 소모가 크다.

▶▶▶ **페아트 동작 배우기**

페아트 오픈(Pferd Open)

❶ 다리를 어깨너비로 벌려준다.

❷ 벌린 상태에서 오른쪽 무릎을 들어준다.

❸ 오른쪽 무릎을 내리는 동시에 왼쪽 무릎을 들었다 내린다.

♀ T·I·P

한 마리의 점프하는 말이라고 상상해보자. 따가닥따가닥.

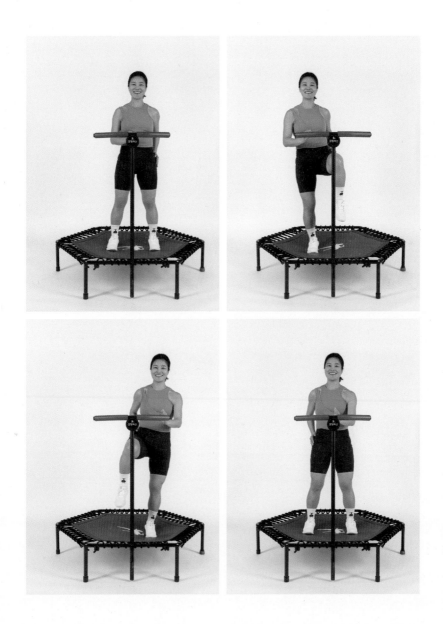

페아트 모아서(Pferd Close)

① 두 다리를 가운데로 모은다.

② 모은 상태에서 오른쪽 무릎을 들어준다.

③ 오른쪽 무릎을 내리는 동시에 왼쪽 무릎을 들었다 내린다.

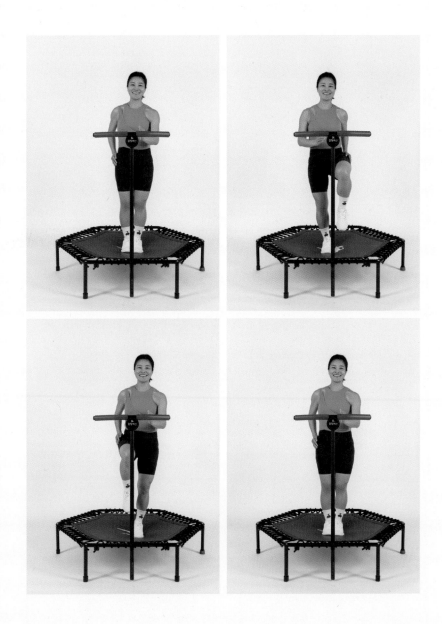

페아트 프런트(Pferd Front)

1. 다리를 어깨너비로 벌려준다.
2. 벌린 상태에서 오른쪽 무릎을 들어 앞으로 점프하며 이동한다.
3. 오른쪽 무릎을 내리는 동시에 왼쪽 무릎도 들어 앞으로 점프하며 이동한다.

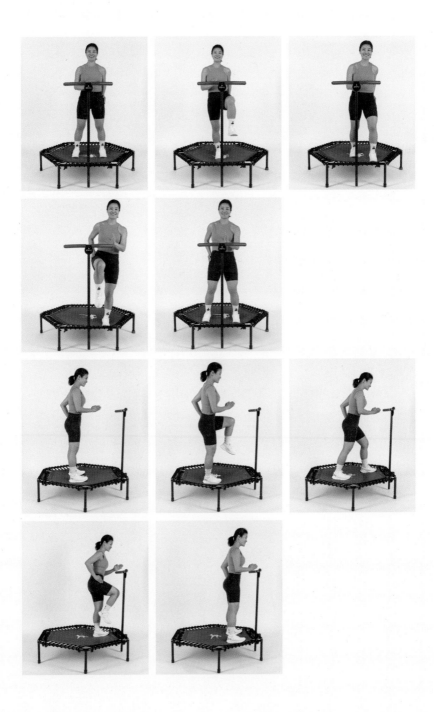

페아트 백(Pferd Back)

① 다리를 어깨너비로 벌려준다.

② 벌린 상태에서 오른쪽 무릎을 들어 한 발짝 뒤로 이동하며 점프한다.

③ 오른쪽 무릎을 내리는 동시에 왼쪽 무릎도 들어 뒤로 이동해 점프한다.

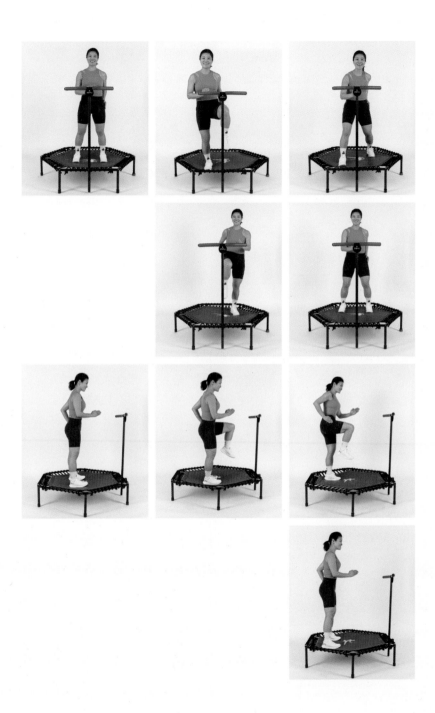

21

슈넬
(Schnell)

독일어로 '빨리'란 뜻으로 트램펄린 위에서 전력질주를 하는 동작이다. 조깅을 빠른 속도로 8번 뛰고 멈춰 밸런스도 함께 찾아준다. 유산소+무산소+근력까지 한 방에 잡아주며, 간단하면서도 운동 효과가 뛰어난 동작이다.

> **슈넬 스텝 종류**
>
> – 슈넬 기본(Schnell Basic)

효능

3초간 또는 8회 트램펄린 위에서 하는 전력질주는 고강도 인터벌 훈련으로 바닥에서 뛰는 것보다 짧은 순간에도 운동 효과는 더 뛰어나다.

뛰는 동시에 트램펄린 위에서 균형까지 함께 잡아야 하기 때문이다. 또한, 하체근육에 강화와 근신경 자극에 탁월하다.

슈넬 동작을 하면 체내 산소가 부족해져 산소를 빠르게 보충하기 위해 심장과 폐가 격렬하게 움직이기 때문에 심폐근육이 단련되어 심폐기능이 향상된다. 단시간에도 뛰었다, 멈췄다 하며 저강도와 고강도를 반복해주기 때문에 체지방 감소 효과가 뛰어나다.

요약하자면 간단한 운동이지만, 기초체력과 균형성 증가, 심폐근육 증가, 체지방 감소 등 다양한 효과가 있다.

주의사항 ▶

전력질주를 하다가 갑자기 멈추는 동작이기 때문에, 심장이나 폐가 좋지 않은 분들은 운동 강도를 조절하면서 하길 권장한다. 그리고 빠르게 뛸 때는 무게중심이 뒤나 앞으로 치우쳐지지 않도록 상체는 숙여주면서 빠른 발동작에 맞춰 손동작도 함께 따라가줘야 한다. 멈출 때는 안정성 확보를 위해 무릎을 살짝 굽혀준다.

▶▶▶ 슈넬 동작 배우기

슈넬(Schnell)

❶ 다리를 모아준다.

❷ 오른쪽 다리부터 시작해서 빠르게 8번 조깅한다.

❸ 9번째에는 오른쪽 다리를 든 상태에서 양손은 양옆으로 펴준다.

❹ 코어에 힘을 주고 동작을 멈춘다.

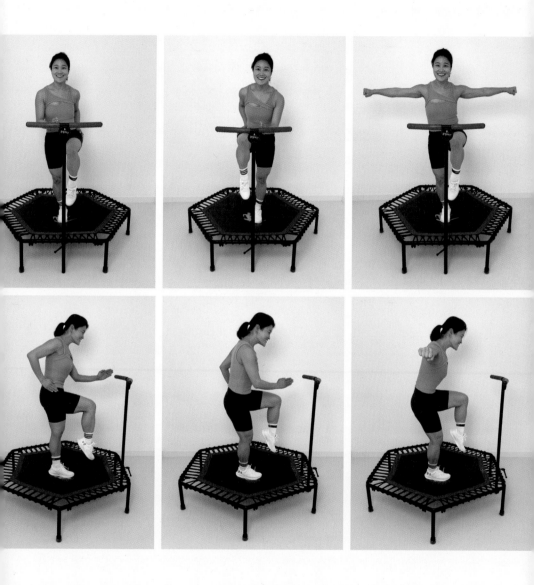

22
크레이지머신
(Crazy Machine)

'크레이지머신(Crazy Machine)'은 점핑머신의 '칼로리 폭파왕'이다. 모든 동작 중, 가장 칼로리 소모가 많으며 움직임이 가장 격한 동작이다. 오죽하면 이름이 '크레이지'(Crazy, 미치광이)일까.

크레이지머신 스텝 종류
- 크레이지머신 오픈(Crazy Machine open)
- 크레이지머신 모아서(Crazy Machine Close)
- 크레이지머신 사이드(Crazy Machine Side)
- 크레이지머신 사이드 더블(Crazy Machine Side Double)
- 크레이지머신 리바운드(Crazy Machine Rebound)
- 크레이지머신 리바운드 더블(Crazy Machine Rebound Double)
- 크레이지머신 제트(Crazy Machine Z)
- 크레이지머신 제트 더블(Crazy Machine Z Double)

- 크레이지머신 크로스(Crazy Machine Cross)

- 크레이지머신 크로스 더블(Crazy Machine Cross Double)

- 크레이지머신 에잇(Crazy Machine Eight)

- 크레이지머신 포(Crazy Machine Four)

- 크레이지머신 투(Crazy Machine Two)

- 크레이지머신 원(Crazy Machine One)

- 크레이지머신 프런트백(Crazy Machine Front Back)

- 크레이지머신 프런트백 더블(Crazy Machine Front Back Double)

- 크레이지머신 페아트(Crazy Machine Pferd)

♥ T·I·P 크레이지머신의 기본 동작에서 점핑머신의 고강도 동작을 더해 조금 더 강도 높은 동작으로 다양하게 사용할 수 있다. 예를 들어, 크레이지 기본자세(핸들바에 손을 올려놓고 준비한 상태)에서 제트머신이나 리바운드, 사이드 동작 등을 더해 진행하면 된다.

* 크레이지머신 자세는 기본자세만 설명하기로 한다.

효능

점핑머신 동작 중, '체지방 분해의 끝판왕'이라고 할 수 있다. 특징적으로 손을 핸들바에 고정해놓고, 상체를 숙이면서 점프함으로써, 강한 하체근육과 복부근육 강화에 큰 도움이 된다. 그에 따른 호흡근육, 심장근육이 증가되고, 마치 100미터를 전력으로 질주하는 느낌이 올 것이다. 동작이 빠르게 반복되면서 힘과 밸런스의 균형이 중요하다. 자세 유지를 계속해야 하기 때문에 고도의 집중력이 필요하고, 전체적인 체력향상 효과가 있다.

주의사항 ▶

- 핸들바를 양손으로 붙잡지 않는다. **1**

- 팔꿈치를 핸들바에 기대지 않는다.

- 무릎은 정면을 향하게 한다(재차 강조하지만, 무릎과 발은 같은 방향을 보며 점 프한다). **2**

- 어깨에 힘을 뺀 상태에서, 양팔은 앞으로 쭉 뻗어준다.

- 크레이지머신 동작은 온몸의 힘을 빼면서 하는 동작이다. 고강 도는 몸에 힘이 잔뜩 들어가는 것이 아니라, 발바닥 전체로 트램 펄린 매트를 잘 눌러주면서 뛰어주면 된다.

- 허리를 과하게 꺾지 않는다(허리 디스크 환자에게는 최악이다. 등을 동그랗게 살짝 말아준 상태에서 점프하거나 통증이 있는 경우, 가볍게 베이직이나 저강도 동작으로 대체할 것). **3**

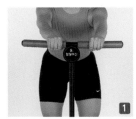 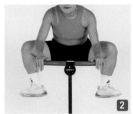 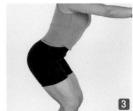

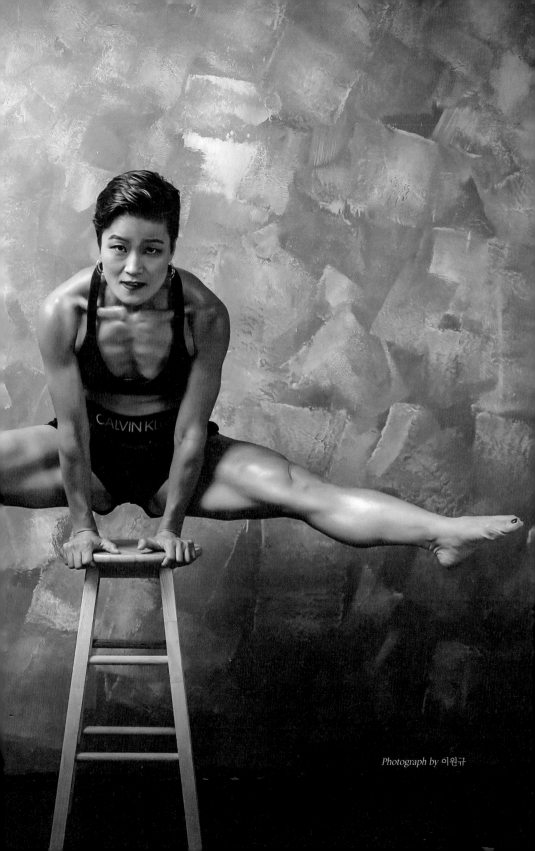

Photograph by 이원규

▶▶▶ **크레이지머신 동작 배우기**

크레이지머신(Crazy Machine)

❶ 다리를 어깨너비, 골반 넓이로 벌린다.

❷ 양 손가락은 엄지손가락만 치켜세운 상태에서(따봉) 옆으로 뻗어준다.

❸ 양 손가락 엄지를 다운해서 아래로 향하게 한다.

❹ 엄지를 다운한 상태에서, 양손을 가슴 앞으로 모아준다.

❺ 손바닥을 쫙 펴서 겹쳐준다(오른쪽, 왼쪽 상관없이 편한 쪽으로 겹쳐준다).

❻ 다운되어 있는 엄지를 핸들바 바깥쪽에 걸쳐준다.

❼ 두 팔꿈치는 쭉 펴준다.

❽ 다리를 벌린 상태에서 트램펄린 중앙보다 조금 더 뒤로 가준다.

❾ 상체를 숙여주며 시선은 앞을 본다.

❿ 양쪽 무릎을 올려주어 동시에 점프한다.

⑪ 무릎을 내리면서 발바닥 전체로 트램펄린을 밟아주며 점프한다.

💡 **T·I·P**

어깨와 온몸에 힘이 들어가면 본인만 힘들다. 힘이 들어가는 곳은 핸들바에 걸쳐 있는 엄지손가락뿐이다. 트램펄린 매트만 잘 밟아주면 나머지는 트램펄린이 해결해준다.

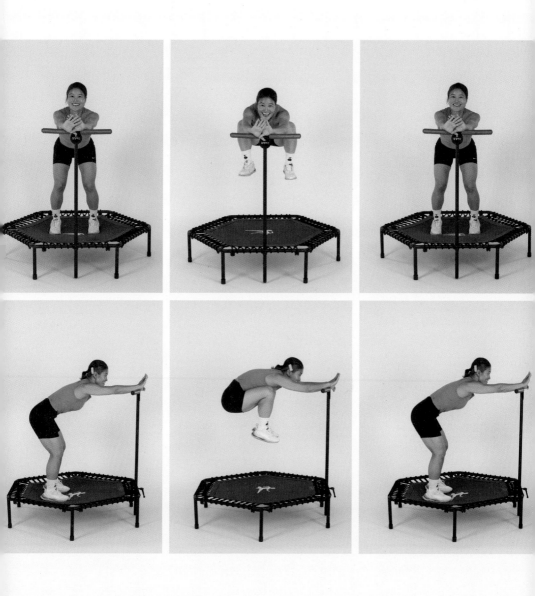

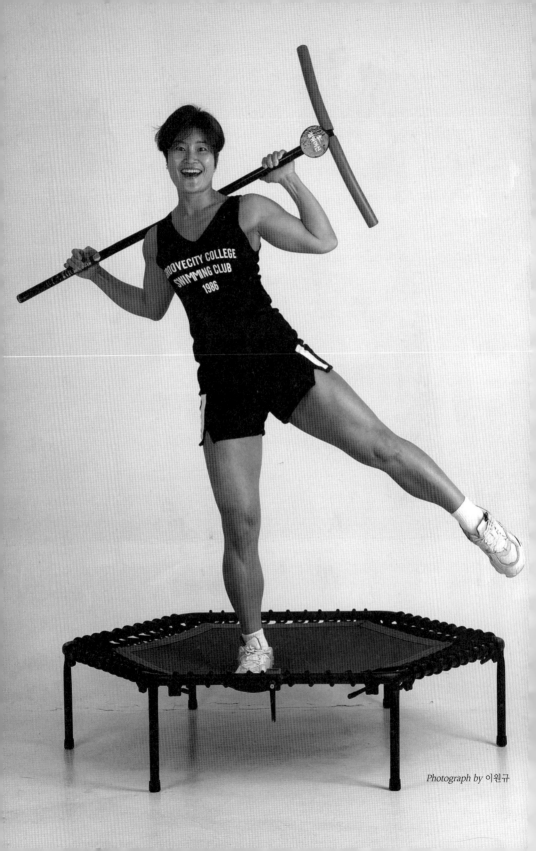

점핑에 대한 오해와 진실

점핑운동 Q&A

질문 출처 : 유튜브 〈점핑머신 김혜선〉

Q1 점핑운동, 관절에 무리 없나요?

없습니다. 트램펄린 저항성 자체가 밴드로 되어 부하감소가 되고, 물 위에 떠 있다고 생각하시면서 몸에 힘을 빼고, 해당 근육에만 집중해 동작하시면서 일정한 움직임과 저항을 느끼시는 것이 중요합니다. 그리고 모든 운동이 스탠딩 자세에서 진행됩니다. 그렇다는 말은 전신근육과 관절을 사용하는 것이 매우 중요합니다. 즉, 점핑운동 시 온몸에 있는 관절로 힘을 분산시켜 골고루 관절과 근육에 전달하는 것이 중요합니다. 그렇게 되지 않을 경우, 힘이 한쪽으로 쏠리게 되면 관절과 근육에 과부하가 발생하게 됩니다.

또 하나 중요한 것은 상체코어근육이 약할수록 힘의 불균형이 나타난다는 것입니다. 그런 불균형이 관절 염증, 통증 발생으로 이어집니다. 따라서 내 몸을 전체적으로 점검하고, 어느 부위가 약하고 강한지 알고, 균형을 맞추려고 노력하시면 즐거운 점핑운동이 될 것입니다.

네. 가능합니다. 저는 현재 독일 재활치료사로서, 척추디 스크환자, 협착증환자, 측만증환자, 어깨통증환자 등 다양 한 환자들에게 개인별 트램펄린운동을 지도하고 있습니다. 디스크와 무릎 관절염 질환은 단계가 있습니다. 단계별로 맞는 운동, 개인 몸 상태에 맞도록 운동하셔야 합니다. 당연 히 운동하시는 데 극심한 통증이 있다면 운동을 중단하셔 야 합니다. 그 정도가 아니라면 운동강도 조절, 속도 조절, 호흡 조절, 점프높이 조절 등을 통해서 천천히 실시하시면 누구나 다 점핑운동을 하실 수 있습니다. 두 번째 책으로 재활 편을 준비 및 기획하고 있습니다. 질환별(족저근막염, 무 릎고관절염, 척추디스크 등)로 더 자세한 운동을 알고 싶으신 분은 조금만 기다려주세요!

Q3 나이가 많아도 할 수 있나요?

네. 당연히 가능합니다. 당연히 젊은 사람보다 근력이 약할 수 있지만, 불가능하지 않습니다. 근력이 약하고, 균형 능력이 조금 떨어져 있는 분이시면, 강도에 맞게 천천히 시작하시기를 추천해드립니다. 조금 동작이 느릴 수도 있습니다. 내 수준에 맞게 시작하시면 됩니다. 그리고 운동은 하면 할수록 늘 수 있습니다.

특히나, 노인분들은 낙상 사고가 많이 발생하기 때문에 트램펄린운동이야말로 낙상 예방 효과에 최고입니다.

Q4 이 운동,
정말 살이 빠지나요?

    네. 점핑운동의 최초 목적이 지방 연소였습니다. 그만큼 지방 연소 효과 면에서는 입증이 된 운동입니다. 다이어트는 첫째 운동뿐만 아니라, 둘째 영양 및 식단관리, 셋째 수면, 이 세 가지가 완전히 충족되었을 경우 신체 변화가 시작됩니다. 지방 연소운동의 핵심은 지속시간과 빈도입니다. 칼로리 소모가 높은 점핑운동을 주 2~3회 정도 꾸준히 실시해주시길 추천해드립니다. 너무 비만도가 높으신 분들은 전문 식단관리사, 영양사와 전문가 상담을 받으시면서 운동과 병행하시길 꼭 추천해드립니다.

    대부분의 다이어트 실패 원인은 불규칙한 삶의 패턴, 운동 부족, 영양가가 좋지 않은 식사입니다. 본인만의 실패 원인을 분석하시고, 보완하신다면 다이어트가 그리 어렵지 않을 것입니다.

Q5 점핑운동하면 다리의 힘이 좋아지나요?

    점핑운동은 전신운동이면서 하체 근육강화에 특화된 운동입니다. 연구에 따르면, 점핑운동은 인체의 650개 근육 중 400개 이상의 근육이 필요하다고 합니다. 두 발 점프, 한 발 점프, 다양한 동작에서 실시되는 발목운동, 무릎운동 등을 통해서 관절, 인대·건, 근육강화 효과가 충분히 입증되었습니다. 머리로만 생각하지 마시고, 점핑운동을 직접 해보시면 다리근육이 강화되는 효과를 바로 느끼실 수가 있을 것입니다.

이 운동하면 김혜선 씨처럼
허벅지가 굵어지나요?

　네. 가능합니다. 하지만 김혜선 씨만큼 운동하시고 운동 동작도 정확하게 하셔야 합니다. 김혜선 씨는 지난 7년 동안 지금까지 몇천 번이 넘는 운동수업과 공연, 촬영을 해왔으며 지금도 계속 진행하고 있습니다. 즉, 운동강도와 운동량이 엄청 높습니다. 운동선수로 치면 프로급에 해당합니다. 먼저 내 수준에 맞게 운동하시고 점핑을 체계적으로 배우고 싶거나, 제대로 운동하고 싶다면, 전문 점핑 자격증을 취득해 자기계발을 하고, 점핑운동을 새로운 시각에서 더 열심히 직업적으로도 하실 수 있습니다. 운동강사이기에 남들보다 더 많이 운동하고, 공부하시다 보면 어느덧 김혜선 씨보다 더 굵은 허벅지를 가질 수 있을 겁니다.

Q7 층간소음은 없나요?

    층간소음이 있습니다. 트램펄린 대부분은 다리가 있어서 균형이 맞지 않아 쿵쿵거리는 소리가 나거나, 뛰는 사람의 몸무게 때문에 층간소음이 발생합니다. 그럴 경우 층간소음 방지 매트를 설치해서 사용하시는 것을 추천합니다. 바른 자세로 뛰는 것도 중요합니다(PART 01 04 점핑운동 후 트램펄린, 어떻게 관리해야 하나요? 참조).

Q8 점핑운동을 하면 다리 뒤쪽이 당기고 아픈데, 왜 그런 걸까요?

보통 다리 뒤쪽이 당기시는 분들을 보면 뒤꿈치를 들고 뛰시는 경우가 많은데, 점핑운동을 하실 때는 기본적으로 매트를 발바닥 전체를 누르면서, 상체를 숙이면서 뛰어주셔야 합니다.

Q9 집에서도 운동화를 신고 해야 하나요?

아이들이나 간단하게 운동하시는 분이라면 굳이 운동화는 신지 않으셔도 되지만, 다이어트 목적으로 본격적으로 운동하시는 분이라면 무조건 운동화(러닝화) 신기를 권유합니다. 맨발로 뛰었을 때보다 발목이 더 안정성 있게 잡히는 것을 느낄 수 있고, 체지방 분해를 위해 더 오랜 시간 점핑운동을 하시는 데도 분명 도움이 됩니다. 귀찮으셔도 양말도 꼭 착용하고 신으시길 권장합니다. 집에서 점핑운동을 하실 때도 '장비발' 중요합니다(PART 01 05 점핑운동 전 준비물 참조).

보통 트램펄린의 최대 하중은, 최대 110~130킬로그램
까지 가능하다고 기재되어 있습니다. 솔직히 말씀드리자면
100킬로그램이 넘는 분들이 뛰실 경우, 바닥에 발이 닿는
경우가 많습니다. 그래서 무서워하시는 분들이 더러 계십
니다만, 같은 동작을 하더라도 맨바닥에서 뛰어서 무릎이
아픈 것보다 바닥에 발이 닿더라도 트램펄린 위에서 관절
을 보호하면서 뛰시는 것이 더 다이어트에 도움이 될 거라
고 말씀드리고 싶습니다.

어쩌다 보니 점핑 책

학교에서 춤추기를 좋아했던 고등학교 때 '교내 백일장 대회'가 있었다. 담임 선생님께서는 한바탕 친구들과 춤을 추고 와서 책상 위에 엎드려 자는 나에게 오셔서 얼른 글을 써서 제출하라며 깨우셨다. 귀찮았던 나는 5분도 채 안 돼 짧은 시 2편을 작성해서 선생님께 제출하고는 다시 잠들었다. 그런데 그렇게 낙서 쓰듯 끄적였던 글이 '교내 백일장 대회 전교생 1등'을 했다.

공부하는 것을 좋아하지는 않았지만, 책 읽는 것을 참 좋아했다. 책을 마음껏 읽을 수 있다고 해서 학교 도서관 사서 일도 자처했었으니까. 그때는 일주일에 1인당 한 권씩 책을 빌릴 수 있었는데, 사서를 하면 제한 없이 책을 빌려 볼 수 있다고 해서 자원했었다. 점심시간마다 학교 도서관에 있는 것을 좋아했다.

어쩌다 보니 지금은 코미디언이 되었지만, 언젠가 책을 쓰게 되면 당연히 첫 번째 책은 '나의 인생 에세이를 쓰겠노라…' 늘 그렇게 생각했었다.

2년 전 (주)두드림미디어 출판사에서 '김혜선 씨의 책을 출간하고 싶다'라고 전화가 왔었다. 김.혜.선.씨.의.책.을.내.고.싶.다….

다른 연예인들처럼 으레 '인생 성공기'를 쓰고 싶었는데, 첫 번째 나의 인생 책이 점핑운동 책. 어쩌다 보니 그렇게 되었다. 어느 순간 '김혜선' 하면 '점핑'이 수식어가 되어버렸기 때문이리라. 그동안 많은 방송 매체에서 누구보다 점핑이라는 운동을 가장 많이 알리고, 묵묵히 이 길을 걸어온 결과이리라.

방송 일을 하며, 점핑사업까지 직접 운영하다보니 이 책을 집필하는 데도 1년이나 걸렸다. 책을 준비하면서 한 가지 다짐한 건, 여러모로 부족한 부분들을 '지금부터 공부해서라도 점핑에 관한 책이 전 세계에서 우리나라에 가장 많았으면 좋겠다'라는 것이다. 점핑에 관한 책이 해외에도 많지 않다. 관련 책이 거의 없다. 책을 쓰면서 처음으로 '대학교에 들어가야겠다'라는 결심을 했다. 어려운 집안 형편으로 나는 고등학교 3학년 때 공장에 취직했었다. 그리고 그때는 딱히 공부하고 싶은 분야가 없었기 때문에, 대학에 갈 이유가 나에게는 전혀 없었다.

2025년, 내 나이 42살…. 나는 대학에 입학했다. '스포츠재활과'다. 책을 쓰면서 조금 더 전문적으로 공부하고 싶어졌다. 그리고 이 책을 시작으로, 몸과 마음이 불편한 분들을 위해서 나는 진심으로 도움이 되고 싶어졌다.

그래서 이 책은 국내 최초 점핑 책의 시작이자, 나의 제3의 인생 시작이다.

언젠가 나의 인생 에세이도 집필하리라….

춤을 추면서 책을 좋아했던 문학소녀는 코미디언이 되어, 트램펄린 위에서 춤을 추며 사람들을 즐겁게 해주고 있다. 그 즐거운 인생을 나만의 스타일대로 점핑 책을 출간하게 되었다. 이래서 인생에 쓸모없는 순간들은 없다.

인연 또한 마찬가지다. 2년 전 전화를 걸어 문학소녀 김혜선을 깨워주신 ㈜두드림미디어 이향선 팀장님 외 직원분들이 없었다면 불가능했던 시작이었다. 무엇보다 멀리 독일에서 사업으로 만났지만, 바쁜 와중에도 마음과 시간을 내어 함께 집필해주신 독일 지부 'k-medifit' 권오헌 대표님 덕분에 이 책이 가능했다. 덧붙여 '우리 대표님'이라며 응원해주고 도와주신 점핑머신 선생님들에게도 깊은 감사를 표한다. 그리고 예쁘고 멋지게 나와야 한다며 나의 모든 순간을 작품으로 만들어주시는 나의 15년째 브로, 바몬스튜디오의 이원규 사진작가님에게도 격한 감사를 드린다. 책 출간을 응원해준 나의 가장 소중한 가족, 내 동생 김세라 씨와 최경식, 최요한, 최시온에게도 고마운 마음이다. 그리고 바쁜 마누라 때문에 타국에서 고생하는 나의 전부, 우리 독일 나무늘보 스테판에게도 "늘 내 편이 되어줘서 고맙다"라고 전하고 싶다. 마지막으로, 지금 이 순간에도 땀 흘리며 직접 수업하시는 우리나라의 모든 점핑 강사님들에게도 이 점핑 책을 바친다. 부디, 지금처럼 많은 사람을 점핑운동으로 즐겁고 건강하게 해주시길.

김혜선

　큰 꿈을 가지고 독일로 유학 나와 어학원을 다닐 때였다. 독일어는 내게는 너무너무 어려웠고 생각한 대로 성적이 나오지 않아, 답답할 때마다 다니고 싶었던 대학 도서관을 찾아갔다. 학과별로 구분되어 있던 도서관에서 체육학과를 찾아 그곳에 있는 책들을 보기 시작했다. 물론 하나도 이해하지 못했지만, 이 책을 읽기 위해 독일어를 더 열심히 해야 한다는 동기도 생기고 무엇보다 그 공간에서 책을 들여다보는 그 시간이 너무나 좋았다. 긴 글을 읽기 어려워 먼저 제목과 저자를 확인하고 흥미로운 책들을 골라 목차를 무작정 복사했다. 복사물을 들고 다니며 모르는 단어를 찾고 '언젠가 그 책들을 읽어보겠노라' 다짐하면서 한글로 해석하고 정리하기 시작했다. 어느덧 목차만 복사했던 것들이 모여 책 여러 권이 될 만큼의 양이 축적되었다.

　매일 같이 도서관에서 했던 이 작업이 훗날 대학에 입학하고 나서 학업에 많은 도움이 되었다. 먼저 전공 단어들을 많이 알고 어떠한 과목에서 어떤 주제들을 다루고 있는지 알고 있으니 수업이 쉽고 재미있게 다가왔다. 책을 직접 쓰셨던 저자들을 알고 있으니 교수님과 친구들이 어떻게 그렇게 많은 사람을 알고 있느냐?, 반문하기도

했다. 이후에 한국 체육과학연구원으로부터 요청이 왔을 때 책의 저자로만 알았던 분들에게 직접 연락하고 찾아뵙고 또 인터뷰도 할 수 있었다.

독일의 체육 정책들을 연구하고 번역하고 또 보고서도 쓰면서 나에게 생긴 꿈이 바로 나만의 책을 쓰고 싶다는 것이었다. 단순한 책을 넘어 독일에서 배운 지식이나 독일 체육, 재활 분야의 강점들을 알리고 소개하고 싶었다.

2024년 독일 프랑크푸르트 인근으로 거처를 옮기고, 그동안 공부하고 재활병원에서 근무하며 쌓은 경험을 바탕으로 나만의 건강센터를 오픈했다. 이곳에서는 독일 보험에서 혜택이 주어지는 재활스포츠와 예방스포츠 수업을 하고 있으며, 트레이닝과 치료 간의 연결고리를 찾아주는 작업을 하고 있다. 대상은 수술 후 환자, 암 환자, 근골격계질환 환자, 척추측만증을 갖고 있는 청소년, 축구유망주 부상환자, 우울증 환자, 편두통 등 다양하다. 혼자 운동하는 것이 힘든 분께는 개인 치료와 'Personal-Training'으로 맞춤 치료를 실시하고 있다. 언어적으로 어려움이 있는 한국 환자와 지역 독일 환자들이 우리 센터를 방문하고 있다.

나는 내 센터에 오는 환자들에게 트램펄린을 의료기기로 이용해 치료를 많이 한다. 치료의 기본이 내 몸의 중심 찾기, 균형성 찾기, 체형교정에 중요한 하체와 척추운동인데, 트램펄린은 너무나 간단한 기구면서 운동효과가 굉장히 뛰어나다고 거의 모든 환자가 이야기한다.

이런 경험을 바탕으로 김혜선 대표님과 함께 공동저자로 책을 집필할 때, 치료사로서 독일병원의 현장경험을 최대한 살려서 자세하게 작성하려고 노력했다. 모든 자료의 출처는 독일어 자료와 독일 치료사의 경험을 녹여서 정리했다. 나의 바람은 이 책을 통해 아픈 환자들이 운동으로 통증을 극복하고 새로운 삶을 살고자 하는 그들에게 많은 도움이 되기를 바란다. 또한, 대한민국을 시작으로 전 세계의 점핑 강사님들께서 수업할 때, 환자들의 어려움과 걱정이 있다면, 책에 작성된 나의 지식과 지혜가 그런 순간마다 크게 도움이 되었으면 한다.

이 책이 나오기까지 가장 고생해준 우리 가족들, 특히 아내와 자녀 4명에게 감사의 인사를 드리고, 항상 삶의 정신적인 지주인 나의

아빠, 엄마, 누나에게 훌륭하게 잘 키워주셔서 감사하다고 전하고
싶다.

그리고 마지막으로 공저자인 김혜선 대표님께 말씀을 전한다.

"좋은 인연으로까지 연결되어서 열정적으로 점핑운동 전파에 힘
쓰고 있는 김혜선 대표님! 당신의 눈빛과 표정, 운동에 대한 진심과
성실함에 저는 반했습니다. 제가 도움이 되는 그날까지 점핑운동에
관한 모든 것에 동참하고 저의 능력을 헌신하겠습니다. 다시 한번
저를 믿어주셔서 감사드립니다."

프랑크푸르트 근교 집 서재에서
책을 마무리하며…
권오헌

점핑머신 저강도 스텝

01
베이직
(Basic)

02
조깅
(Jogging)

03
힐
(Heel)

04
힐 세트
(Heel Set)

05
토
(Toe)

06
토 세트
(Toe Set)

07
힐토
(Heel Toe)

08
킥
(Kick)

09
무브
(Move)

10
니업
(Knee Up)

11
레그컬
(Leg Curl)

12
점핑잭
(Jumping Jack)

점핑머신 고강도 스텝

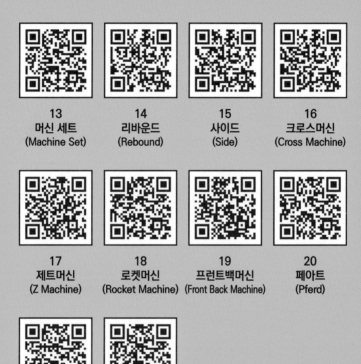

13
머신 세트
(Machine Set)

14
리바운드
(Rebound)

15
사이드
(Side)

16
크로스머신
(Cross Machine)

17
제트머신
(Z Machine)

18
로켓머신
(Rocket Machine)

19
프런트백머신
(Front Back Machine)

20
페아트
(Pferd)

21
슈넬
(Schnell)

22
크레이지머신
(Crazy Machine)

점핑은
머신이다 입문 편

제1판 1쇄 2025년 4월 3일

지은이 김혜선, 권오헌
펴낸이 한성주
펴낸곳 ㈜두드림미디어
책임편집 이향선
디자인 김진나(nah1052@naver.com)
스튜디오 촬영 바몬스튜디오(https://blog.naver.com/igloost)

㈜두드림미디어
등 록 2015년 3월 25일(제2022-000009호)
주 소 서울시 강서구 공항대로 219, 620호, 621호
전 화 02)333-3577
팩 스 02)6455-3477
이메일 dodreamedia@naver.com(원고 투고 및 출판 관련 문의)
카 페 https://cafe.naver.com/dodreamedia

ISBN 979-11-94223-59-7 (13510)

**책 내용에 관한 궁금증은 표지 앞날개에 있는 저자의 이메일이나
저자의 각종 SNS 연락처로 문의해주시길 바랍니다.**